AF177622

Sieh nicht, was andre tun, der andern sind so viel.
Du kommst nur in ein Spiel, das nimmermehr wird ruhn.
Geh einfach Gottes Pfad, lass nichts sonst Führer sein,
So gehst du recht und grad - und gingst du ganz allein.
Christian Morgenstern

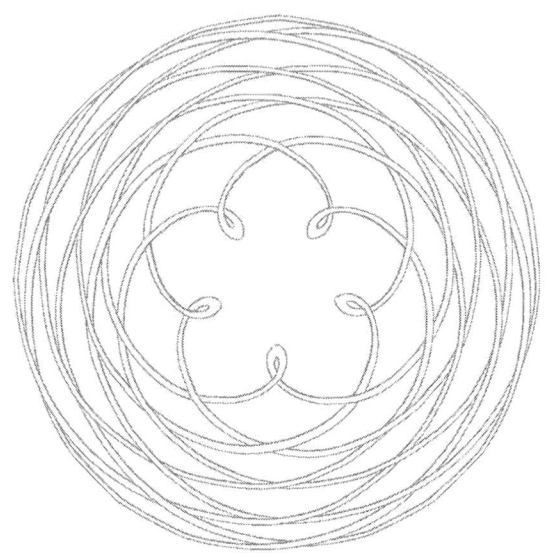

Warnung: Dieses Buch ist nicht für jedermann. Es richtet sich in erster Linie an Menschen, die sich trotz systemischer Vorgaben einen klaren Kopf und ein offenes Herz bewahrt haben.

Es ist ein persönliches Buch, das meine Erkenntnisse und innersten Überzeugungen zu den Themen Gesundheit, Krankheit und Therapie wiedergibt.

Ich will damit nicht neue Wahrheiten verbreiten, sondern anstiften zu freiem Denken, ehrlichem Fühlen und entschlossenem Handeln.

Jürg Burki

Der Barfusstherapeut

**Die Bedeutung von Kopf, Herz und Händen
in der Heilkunst**

© 2024 Jürg Burki

Umschlag Gestaltung: Simone Mosch

Lektorat, Korrektorat und Umschlagbild: Solange Baeriswyl

Druck und Distribution im Auftrag des Autors:
tredition GmbH, Halenreie 40-44, 22359 Hamburg, Deutschland

ISBN: 978-3-384-10899-9

Das Werk, einschließlich seiner Teile, ist urheberrechtlich geschützt. Für die Inhalte ist der Autor verantwortlich. Jede Verwertung ist ohne seine Zustimmung unzulässig. Die Publikation und Verbreitung erfolgen im Auftrag des Autors, zu erreichen unter: tredition GmbH, Abteilung "Impressumservice", Halenreie 40-44, 22359 Hamburg, Deutschland.

Inhaltsverzeichnis

Vorwort eines Hausarztes

Es erscheint etwas ungewöhnlich, wenn ein schulmedizinisch sozialisierter Arzt von einem Alternativtherapeut angefragt wird, das Vorwort zu dessen Buchprojekt zu schreiben. Aber die Zeiten sind im Wandel – und das ist auch gut und dringend nötig. Gerade in der Medizin stehen wir heute im Jahr 2024 vor einem Paradigmenwechsel. Viele Menschen spüren, dass der aktuelle Medizinbetrieb in der Schweiz kaum Platz mehr für Menschlichkeit hat und für viele die Grenze der Bezahlbarkeit überschritten hat.

Diese Erkenntnis führt zu der Bereitschaft, mich in einer langjährigen Tätigkeit als Hausarzt weiter zu öffnen für einen anderen, komplementärmedizinischen Weg, der Grenzen überschreitet und im ganzheitlichen Sinne wirken möchte. Hier sehe ich das Konzept der Barfusstherapie als eine gelungene Möglichkeit ein anderes Verständnis bei Ärzten und Therapeuten zu schaffen. Es gibt einen hervorragenden Einblick in ein menschliches und individuelles Krankheits- und Gesundheitskonzept und bietet einen ersten Überblick von verschiedenen Herangehensweisen, um dem chronisch kranken Menschen weiterhelfen zu können. Jürg Burki appelliert dabei an die Selbstverantwortung jedes Einzelnen und möchte vor allem das Selbstheilungspotenzial der Betroffenen stärken. Dies geschieht über Empathie und Wertschätzung, es kommt zu einem echten Beziehungsaufbau und damit zur Vertrauensbildung als Grundvoraussetzung für eine wirkungsvolle (Selbst-)Heilung.

Es ist an der Zeit und von daher eine riesige Chance, dass sich dieses zutiefst menschliche Gedankengut weiterverbreiten kann. Deswegen wünsche ich diesem Entwurf für ein ganzheitliches Gesundheitsverständnis eine möglichst starke Verbreitung. Mögen viele Therapeuten und Ärzte davon Kenntnis nehmen und sich für den spannenden Weg zum Barfusstherapeuten inspirieren lassen.

Dr. med. Andreas Heisler

Einleitung

Unser Verständnis von Gesundheit erlebt heute die wohl grösste Krise aller Zeiten. Zwar werden wir älter, doch kaum ein 50jähriger fühlt sich noch kerngesund. Viele in diesem Alter, und zum grossen Teil schon viel früher, sind auf eine Anzahl Medikamente angewiesen, welche für ihr Wohlbefinden und Funktionieren scheinbar lebensnotwendig geworden sind. Kaum jemand stirbt noch zu Hause einen natürlichen Tod, sondern verbringt seine letzte, so wertvolle Zeit im Krankenhaus und wird oft noch mit Intensivmedizin versorgt.

Der alte Dorf- bzw. Hausarzt als traditionelle Vertrauensperson der Familie ist praktisch verschwunden und mit ihm das Sprechzimmer, in dem noch Aussprachen möglich waren. Behandeln tut sowieso schon lange kein Arzt mehr – dafür brauchte er seine Hände. Statt dessen schickt er die Patienten zur weiteren Abklärung in die «Röhre», stellt dann entweder ein Rezept aus oder macht eine Überweisung an einen Spezialisten.

Obwohl inzwischen vielen bewusst geworden ist, dass schlechte Ernährungs- und Bewegungsgewohnheiten zu vielen, vor allem chronischen Krankheiten beitragen, erlebe ich immer wieder Aussagen wie: «Ich habe immer gesund gelebt, guten Sport getrieben, und jetzt habe ich diese Diagnose. Was habe ich nur falsch gemacht?»

Ich kann darauf nur antworten: «Wie hast du denn gelebt? Bist du deinem Wesen, deiner Bestimmung stets treu geblieben?»

Ich will in diesem Buch zeigen, wie ich denke, dass Gesundheit «funktioniert». Ich möchte ein Verständnis dafür wecken, auf welchen Gesetzmässigkeiten sie basiert, wie sie erhalten und notfalls wieder erreicht werden kann. Als Therapeut habe ich Einsichten und Methoden aus verschiedenen Kulturkreisen und Schulen kennengelernt und in einer Synthese zusammengeführt. Ich habe gelernt, dass die wichtigsten Prinzipien einfach und mit dem nötigen Verständnis leicht zu praktizieren sind.

Mein Begriff «Barfusstherapeut(in)» beruht auf einer Analogie mit der Barfussmedizin, die während der grossen Krise der chinesischen Kulturrevolution entstand, welche das traditionelle Gefüge der Gesellschaft zerstörte. In der Not wurden Studenten mit dem Auftrag in die Dörfer geschickt, die erste medizinische Versorgung sicherzustellen, wozu sie eine sehr kurze und einfache Ausbildung genossen. Schon 1985 wurden die dann noch verbliebenen Barfussärzte in Dorfärzte umbenannt und in das neu erstandene Gesundheitssystem integriert.[1]

Die gegenwärtige Krise betrifft nicht nur das Gesundheitssystem. Praktisch alle Bereiche des gesellschaftlichen Lebens leiden an der Krankheit «Materialismus», einer Krankheit, die unweigerlich zum Absterben allen Lebens führt.

«Wir nehmen genau wahr, wie das ganze Menschengeschlecht von grossen, unberechenbaren Drangsalen umgeben ist. Wir sehen es auf seinem Krankenlager dahinsiechen, schwer geprüft und enttäuscht. Jene, die von Eigendünkel trunken sind, haben sich zwischen die

---

1   Quellle Wikipedia, abgerufen am 28.1.2023

Menschen und den göttlichen, unfehlbaren Arzt gedrängt. Siehe, wie sie alle Menschen, sich selbst eingeschlossen, in das Netzwerk ihrer List verstrickt haben. Sie können weder die Ursache ihrer Krankheit entdecken, noch haben sie die geringste Kenntnis vom Heilmittel. Sie halten das Gerade für krumm und wähnen, ihr Freund sei ihr Feind.»[2]

Es braucht in einer Zeit, wo so viele ihr Vertrauen in die herkömmliche Medizin verloren haben, Menschen, die bereit sind, selbstverantwortlich ihr Wissen und Können in den Dienst, die Pflege und Heilung ihrer Mitmenschen zu stellen. Barfusstherapie soll als Brücke zu der Zeit dienen, in der eine Integrale Medizin die heutige Schulmedizin abgelöst haben wird.

Neben den eben genannten Praktikern bietet das Buch auch allen Laien, die an Gesundheitsfragen interessiert sind, einen guten Überblick. Es soll vor allem dazu beitragen, dass gesunde wie kranke Menschen mehr Selbst-Kompetenz in allen Gesundheitsfragen entwickeln können.

Zum Inhalt

Das erste Kapitel bietet eine kleine Einführung in den allgemeinen Bewusstseinswandel in unserer Gesellschaft, stellt die menschlichen Bedürfnisse in den Mittelpunkt des therapeutischen Verständnisses und Handelns und zeigt die Bedeutung von Regulation und des «richtigen Masses» in allen Dingen. Es beschreibt den Menschen als dreigliedriges Wesen, bestehend aus einem lebendigen

---

2   Bahá'u'lláh: «Ährenlese»

Körper, Psyche und Geist. Jeder dieser Bereiche wird in seinem Wesen charakterisiert. Ihr harmonisches Zusammenspiel manifestiert Gesundheit.

Im zweiten Kapitel geht es um Anatomie und Physiologie des lebendigen Körpers, sowie um die Bedeutung seines inneren Milieus wie Mineralien, Mikroorganismen und Energiehaushalt. Vor allem aber geht es um die - für viele noch geheimnisvolle – Lebenskraft Chi, durch die alles Lebendige wächst und gedeiht.

Das dritte Kapitel zeigt, wie Krankheiten entstehen. Es zeigt auf, wie die im ersten Kapitel beschriebenen Grundbedürfnisse des Menschen oft schon im Embryonalstadium und frühen Kindesalter verletzt und missachtet werden. Die so entstandenen «Wunden», bilden dann oft Einfallstore für spätere Erkrankungen. Dieses Wissen erleichtert den Zugang zur allem Lebendigen innewohnenden Selbstregulation. Es beschreibt deren Gesetzmässigkeiten und wie sich diese therapeutisch unterstützen lassen.

Ab dem vierten Kapitel geht es in die Praxis. Nach ein paar allgemeinen Überlegungen folgen Abschnitte zu Ernährung, Bewegung, sozialen Aspekten und Spiritualität. Dann beschreibe ich ein paar gängige Therapie-Methoden und Gesprächstechniken und zeige schliesslich beispielhaft, wie ich selber therapeutisch arbeite.

Das fünfte Kapitel schliesslich enthält Übungen, die sich auf die vorangehenden Kapitel beziehen. Es soll der interessierten Leserin[3] die Möglichkeit bieten, die geschilderten Phänomene selber zu erleben und sie bei Bedarf für sich und andere ins Leben zu integrieren.

---

3   .. und Leser! Selbstverständlich sind stets beide Geschlechter angesprochen.

Alle Kapitel sind «gewürzt» mit eigenen Erlebnissen, die ich - *kursiv gedruckt* - als kleine Aufsätze an geeigneter Stelle einfliessen lasse. Sie lockern die theoretischen Überlegungen und verdeutlichen deren Bedeutung.

Erstes Kapitel
Der Mensch als seelisch-geistiges Wesen

Was wir über Gesundheit und Krankheit denken, hat einen wesentlichen Einfluss darauf, wie wir uns fühlen. Dies speziell dann, wenn es uns nicht so gut geht, oder wenn wir krank sind. Was haben wir gelernt von Eltern, Schule, Medien und so weiter, was Krankheit bedeutet und wie wir uns dabei zu verhalten haben? Wie hilfreich ist dieses Wissen? Ist es wirklich das, was wir brauchen?

Viele suchen sich heute auch Rat im Internet. Da ist zwar fast alles Wissen dieser Welt verfügbar, doch da stellen sich die gleichen Fragen: Hilft es wirklich? Schon beklagen sich Ärzte, dass sie von ihren Patienten mit eigenen, fix-fertigen Diagnosen konfrontiert werden und nur noch ein Rezept ausstellen sollen.

Historisch betrachtet, finden wir eine rasante technische Entwicklung, die auch vor der Medizin nicht Halt gemacht hat. Ihre grössten Fortschritte liegen eindeutig auf der technischen Seite. Doch ist das ihr zugrunde liegende Welt- und Menschenbild noch stark im Materialismus des 19.Jahrhunderts verhaftet. Damals stellte man sich das Universum und den menschlichen Organismus als eine Art Maschine vor, in der jede Funktion von physikalischen und chemischen Kräften angetrieben und gesteuert wird.

Mit der Entdeckung der Mikroorganismen glaubte man dann, die Ursache jeder Krankheit gefunden zu haben. Gleichzeitig entwickelte sich eine Gesundheitsindustrie, die heute zum mächtigsten d.h. Umsatz-stärksten Industriezweig angewachsen ist.

Die Wissenschaft hat inzwischen immer neue Fachgebiete hervorgebracht, die immer weniger voneinander wissen und selbst von Fachleuten immer weniger verstanden werden. Der Patient als Laie fühlt sich den Aussagen des Spezialisten auf Gedeih und Verderben ausgeliefert. Wenn diese dann noch widersprüchlich ausfallen, steigt das Gefühl der Ohnmacht erneut.

Ivan Illich schreibt in seinem Buch «Die Nemesis der Medizin»[4] sinngemäss, dass die allermeisten Leistungen der modernen Medizin von engagierten Angehörigen, sowie «nichtprofessionellen Barfussärzten» weit besser erfüllt werden könnten, als dies im gängigen Betrieb der Schulmedizin der Fall sei. Dieses schon 1975 erschienene Buch weist mit Hilfe hunderter Quellen nach, dass die «Ärzte in den letzten hundert Jahren keinen wesentlicheren Einfluss (auf die Volksgesundheit) hatten, als in früheren Zeiten die Priester».

Auch heute, fast 50 Jahre später, hat sich an dieser Situation wenig geändert ausser der Tatsache, dass die Kosten dieses Systems so explodiert sind, dass sie zur stärksten finanziellen Belastung fast aller geworden sind. Die Einbindung aller Bürger in ein obligatorisches Krankenkassensystem wird langfristig wohl nur ein demokratischer Prozess ändern können. Dies ist jedoch nicht unser Thema dieses Buches.

Es will viel mehr dazu anregen, selber zu denken, eigene Schlüsse zu ziehen, um sich und anderen Menschen eine

---

4   Ivan Illich, Die Nemesis der Medizin, rororo 1981

gute Hilfestellung in gesunden und kranken Tagen zu geben.

Neue Paradigmen

Es kann sein, dass sich deine Glaubenssätze betreffend Gesundheit während dieser Lektüre entscheidend verändern. Vor allem wirst du erkennen, wie du weitgehend selber zu deinem Gesundheitszustand bzw. Genesungsprozess beitragen kannst.

Wie Illich weiter ausführt, ist der Begriff Krankheit noch sehr jung. Bis zur französischen Revolution Ende des 18. Jahrhunderts hat kaum jemand Krankheit als gesonderten Begriff gebraucht. Wohl gab es den Husten, die Schwindsucht und so weiter, doch wurden die entsprechenden Symptome eher als Leiden gewertet und mit traditionellen Heilmitteln aus Familien- oder Klosterbesitz kuriert. Bei Seuchen wie der Pest wurden die Betroffenen aus der Gemeinschaft ausgeschlossen; ohne Versuche der Heilung. Kein Berufsstand – ausser dem geistlichen – kümmerte sich um Heilung von Krankheit.

Der Begriff Krankheit ist so eher gesellschafts-politisch zu sehen, als dass er eine real existierende Gegebenheit beschreibt. Bei den sogenannt physischen Krankheiten können Abweichungen vom Normalen in Form von Laborwerten festgestellt werden. Bei psychischen oder geistigen Störungen ist dies oft nicht der Fall.

Ein gutes Beispiel dafür, wie beliebig der Begriff Krankheit heutzutage verwendet wird, ist die sogenannte Grippe. Im Volksmund zählt bereits eine Erkältung mit Schnupfen,

Husten und eventuell leichtem Fieber dazu. In welcher Reihenfolge diese Symptome auftreten, spielt für diese Klassifikation keine Rolle. Influenza, d.h. medizinisch attestierte Grippe braucht etwas heftigere Symptome wie höheres Fieber und Gliederschmerzen oder auch Erschöpfung, Lungenentzündung, Durchfall, oder, oder, oder ...

Im Jahr 2020 wurde der Krankheitsbegriff sogar noch um die symptomlose Krankheit erweitert. Ein positiver Corona-PCR Test genügte, einen Menschen als krank zu bezeichnen und ihm, zumindest vorübergehend, bürgerliche Rechte zu entziehen.

Für die Barfuss-Therapeutin gibt es jedoch nur Symptome bzw. Symptom-Komplexe. Jedes dieser Symptome hat seine eigene, ganz individuelle Ursache, die je nach Heftigkeit, mehr oder weniger Beachtung verdient. Mehr dazu im dritten Kapitel.

Ein erster Schritt zu den neuen Paradigmen, ist die Verlagerung der Aufmerksamkeit von der Krankheit hin zur Gesundheit. So wie Dunkelheit nichts weiter als die Abwesenheit von Licht ist, bedeutet krank sein erst mal lediglich die Abwesenheit von Gesundheit. Andrew T. Still[5], der Begründer der Osteopathie, hat schon vor über 150 Jahren betont, dass es viel wichtiger sei, nach der Gesundheit des Menschen zu forschen, statt sich nur mit seiner Erkrankung auseinanderzusetzen.

Sein Ansatz lag darin zu erkennen, welche Strukturen des Organismus in Unordnung geraten waren. Er erkannte, dass die meisten Krankheiten – das waren damals vor allem Infektionskrankheiten wie Masern, Gelbfieber, Pocken,

---

5   Andrew T. Still 1828 - 1917

Typhus – recht schnell heilten, wenn Strukturen wie das Skelett, die Faszien, etc., in Ordnung gebracht wurden. Leider wurde die daraus entstandene, ursprüngliche Osteopathie zum Opfer der allgemeinen Anpassung an das herrschende System. Das führte dazu, dass trotz hoch ausgebildeten Fachleuten, heute kaum noch jemand auf die Idee kommt, bei oder nach einer Grippe einen Osteopathen aufzusuchen.

Doch wir wollen einen Schritt weitergehen. Warum werden wir überhaupt krank?

Für Aaron Antonowsky[6], der den Begriff Salutogenese geprägt hat, war die Fähigkeit, die Zusammenhänge des Lebens zu verstehen, der Glaube an die Sinnhaftigkeit von Prozessen und Symptomen und die Überzeugung, eigenverantwortlich handeln zu können, die zentralen Elemente von Gesundheit. Dieses Konzept ist zwar in Fachkreisen allgemein bekannt, doch wird ihm noch viel zu wenig Beachtung geschenkt. Nach wie vor steht Pathologie, die Lehre von den Krankheiten, an erster Stelle.

Viele wissenschaftliche Disziplinen haben sich in den letzten Jahren enorm entwickelt und sind längst aus dem Materialismus hinausgewachsen. Die lang geglaubte Unabhängigkeit von Körper und Seele hat neuen Paradigmen Platz gemacht. Für unser Verständnis entscheidend ist das enge Zusammenspiel von Körper, Psyche und sozialem Umfeld. Jede Schicht unseres Wesens, alles Innere, ist viel enger mit dem Äusseren verwoben, als wir gemeinhin annehmen. Die neuere Wissenschaft der Kybernetik

---

6   Aaron Antonowsky 1923 - 1994

beschreibt das Verhalten von Regelkreisen in Technik und Natur. Alte Philosophien finden hier neue Bestätigungen.

Eine Vielzahl von anderen neuen Theorien, bzw. Verständnismodellen, sind inzwischen entstanden. Wir werden ein paar von ihnen begegnen und uns von ihnen anregen lassen.

Viele Menschen haben bemerkt, wie Gesundheit sich weitgehend selber reguliert. Genauso wie äussere Verletzungen wie von selbst heilen, ist es im Grunde mit jeder Krankheit. Damit jedoch der «innere Arzt» ungehindert arbeiten kann, braucht er Unterstützung in Form von wachem Bewusstsein, liebevoller Pflege und heilsamer Umgebung. Diese Ausführungen wollen vermitteln, worum es dabei geht.

Ich[7] heiratete bereits mit 21, was schon nach wenigen Jahren zum Debakel wurde. Kaum ein Tag verging noch ohne Streit, und oft fragte ich mich, was denn die anfänglich so schöne Beziehung zerstört hatte. Heute, fast 50 Jahre danach ist mir klar, dass ich zu der Zeit noch kaum Lebenserfahrung hatte. Ich stammte aus einer «gutbürgerlichen» Familie, die Eltern meiner Frau waren Arbeiter. Vom Leben wusste ich – neben der scheinbar heilen Welt meiner Familie - nur, was ich aus Büchern erfahren hatte. Gefühle wahrzunehmen oder gar auszudrücken war mir vollkommen fremd. Nur auf der intellektuellen Ebene verstanden wir uns gut.

Eines morgens erwachte ich mit Bauchschmerzen, die mich die nächsten zwei Jahre nicht wieder verlassen soll-

---

7   Das Folgende, kursiv Gedruckte ist selbst Erlebtes. Es steht im Kontext zum theoretischen Teil und soll zu dessen Verdeutlichung beitragen.

20

ten. Anfangs versuchte ich noch, mein Essverhalten zu verbessern, was jedoch kaum half. Angst befiel mich. Hatte ich eine schlimme Krankheit? Musste ich ins Spital? Diese Vorstellung ängstigte mich total. So vermied ich auch längere Zeit einen Arztbesuch.

Endlich rang ich mich doch dazu durch. Ich wurde nach allen Regeln der Kunst untersucht, und schliesslich erhielt ich die beruhigende Diagnose: Nichts weiter Schlimmes! Nur eine chronische Reizung des Zwölffingerdarms. Der Arzt verschrieb mir «Librax», ein damals gängiges Mittel, welches meine Angst beseitigen und die Krämpfe im Bauch lösen sollte. Leider (aus meiner heutigen Sicht «zum Glück»), vertrug ich diese Tabletten nicht.

Wenig später nahm sich meine Frau eine Auszeit in Griechenland, mich selber hielt nichts mehr im gemeinsamen Haushalt und ich zog ebenfalls aus. Ich kündigte auch die bisherige Arbeit und begann ein komplett neues Leben in einem neuen sozialen Umfeld. Gleichzeitig verschwanden auch die Bauchschmerzen ohne weiteres Zutun.

Die gängige Definition der WHO heisst: Gesundheit ist ein Zustand des körperlichen, geistigen und sozialen Wohlergehens. Ich möchte diese Aussage umkehren: Das Gedeihen einer Gesellschaft braucht körperlich und geistig gesunde Menschen und deren harmonisches Zusammenwirken.

Beim Betrachten von natürlichen Systemen in Makro- und Mikrokosmos sehen wir dieses harmonische Zusammenspiel durchwegs. Die Erde und andere Himmelkörper drehen sich unbeirrt von menschlichen Einflüssen und auch die Welt der Atome kennt kaum solche Störfaktoren.

Wenn wir allerdings näher zoomen, die Systeme unserer näheren Umgebung betrachten, sieht es anders aus. Tier- und Pflanzenwelt leiden beträchtlich und sogar das Klima ist in Mitleidenschaft gezogen. Je näher wir dem Menschen kommen, desto übler sieht es aus. Sozialer Stress, geistige Verwirrung und körperliche Leiden gehören längst zum normalen Alltag.

Was nur hat uns soweit gebracht? Wie können wir wieder zurückfinden zu einem Leben in Frieden und Harmonie, mit Gott, mit uns selbst und unserer Umwelt? Als einziges Wesen dieser sichtbaren Welt haben wir Menschen genügend Bewusstsein um nachzudenken und daraus unsere Schlüsse zu ziehen.

Jedes bestehende System hat sein eigenes richtiges Mass. Die Planeten schwingen in präzis festgelegten Bahnen, jedes Lebewesen entwickelt sich in gewissen Grenzen von Raum und Zeit. Überall sehen wir Kreisläufe. Im Universum gibt es keinen Abfall.

Wir müssen lernen, uns wieder als Teil der Natur und die Natur als Teil von uns zu sehen. Auch sollten wir uns unserer Verantwortung gegenüber unserem Schöpfer bewusst werden.

Bevor wir jedoch die Dinge nachhaltig ändern können, sollten wir die natürliche Ordnung besser kennen und verstehen lernen. Leider hat die herkömmliche Schulbildung nicht viel zu solchem Verständnis beigetragen. Wir glauben zwar sehr viel zu wissen, doch ist dieses Wissen fragmentiert und beruht in weiten Teilen auf Hypothesen, d.h. nicht weiter hinterfragten Annahmen.

Wir müssen uns vor allem auch klarmachen, dass unser Verständnis stets begrenzt bleibt. Als menschliche Wesen sollten wir uns mit dem begnügen, was uns wirklich nützt und uns allen dient. Bahá'u'lláh[8] schreibt, dass wir uns mit Wissenschaft befassen sollen, die der Entwicklung menschlicher Kultur nützt, nicht mit solcher, die mit Worten beginnt und mit Worten aufhört.

Die menschlichen Bedürfnisse

Wenn unsere Lebensgrundlagen – Licht, Wärme, Nahrung, Bewegung, Ruhe, Sicherheit, Zugehörigkeit, Austausch, Autonomie, Kreativität, Sinnhaftigkeit und Liebe - im Leben gewährleistet sind, geht es uns gut. Alles, was wir als Menschen denken, fühlen und tun, hat - bewusst oder unbewusst - mit solchen und ähnlichen Bedürfnissen zu tun.

Kommt jedoch eines oder mehrere davon zu kurz, führt dieser Mangel zu Unwohlsein, Schmerz, und auf die Dauer zu Krankheit und Tod. Unsere Befindlichkeit hat dabei eine wichtige biologische Funktion. Sie spiegelt sehr genau, wieweit wir mit unseren Lebensgrundlagen verbunden sind. Unsere Gefühle vermitteln das richtige Mass. Wir müssen lernen, auf die feinen Regungen unseres Organismus zu achten um zu spüren, wieweit unsere Bedürfnisse erfüllt sind oder nicht. Aus diesem Bewusstsein heraus können wir jenes richtige Mass selber finden.

---

8   Bahá'u'lláh 1817 – 1892

So gesehen ist jeder Schmerz ein Schrei unseres Körpers und/oder unserer Seele. Akuter Schmerz ist ein Notsignal als Reaktion auf eine Verletzung oder akute Funktionsstörung. Er verschwindet in dem Moment, wo er richtig gedeutet wird und die notwendigen Massnahmen ergriffen sind.

Der chronische Schmerz hingegen zeigt auf ein Kommunikationsproblem im eigenen Organismus. Wir bekommen nicht, was wir brauchen. Der Schmerz ist dem Schrei des kleinen Kindes vergleichbar, das noch nicht sprechen kann.

Erst wenn wir lernen, dem «Lebenssinn»[9], der subtilen Sprache unseres Selbstes zu lauschen, braucht es nicht mehr zu schreien. Wie oben schon ausgeführt, drückt es einfach erfüllte oder nicht erfüllte Bedürfnisse aus.

Wir sollten richtig verstehen: Es gibt keine schlechten Gefühle! Die unangenehmen, wie Angst, Schmerz, Zorn oder Sorge, fordern uns auf zu schauen, was genau zu kurz kommt. Dann können wir frei darauf reagieren, ohne gleichzeitig weitere Bedürfnisse zu missachten.

Bei den rein körperlichen Bedürfnissen ist das recht einfach: Hunger signalisiert doch klar, was wir brauchen. Sättigung genauso. Auch das Bedürfnis nach Ruhe und Aktivität macht sich in der Regel recht deutlich bemerkbar.

Wenn es jedoch um «höhere» Bedürfnisse geht, ist es oft schon nicht mehr so klar. Viele haben nie gelernt, auf ihre wirklichen Gefühle zu achten. Dabei sind gerade die unangenehmen Gefühle wichtige Schlüssel: Sie zeigen sich stets dann, wenn ein oder mehrere wirkliche Bedürfnisse

---

9   Lebenssinn siehe S. 34 ff

zu kurz kommen. Umgekehrt melden angenehme Gefühle, dass die Welt in Ordnung ist, dass Bedürfnisse erfüllt sind.

Unsere Kultur vermittelt oft andere Interpretationen. Unangenehme Gefühle werden, statt sie mit den eigenen unerfüllten Bedürfnissen in Beziehung zu bringen, nach aussen projiziert. Klassisch zeigt sich dies beim Ärger, dessen Ursache ja durchwegs ausserhalb, oder noch schlimmer, im eigenen Verhalten gesucht und gefunden wird. Wie sieht es bei dir aus? Steht dir alles zur Verfügung was du brauchst? Was alles hindert dich, mit diesen scheinbar so selbstverständlichen Lebensbedingungen stets verbunden zu sein?

Es ist in erster Linie unser Denken, geprägt von den Mustern der Vergangenheit, wo Lebensstrategien wie Anpassung, Kampf oder Flucht vorherrschten. Kaum ein Mensch ist in einem Umfeld aufgewachsen, das die wirklichen Bedürfnisse des sich entwickelnden Kindes unterstützt. So sind diese auf der Strecke geblieben. Die innere Ordnung wurde von einer äusseren dominiert.

Dies führt zu Verhaltensweisen, welche eigene Bedürfnisse auf Kosten anderer (Bedürfnisse) zu befriedigen suchen, und so zur Quelle von neuem Schmerz werden; für sich und andere.

Bei den angenehmen Gefühlen verhalten wir uns ähnlich. Statt auf unsere erfüllten Bedürfnisse zu achten, machen wir uns abhängig, indem wir den Grund für unser Wohlsein im Äußeren suchen. «Du machst mich glücklich!» pflegen wir unseren Liebsten zu sagen, statt auch da zu bemerken und zu würdigen, welche Bedürfnisse durch das Zusammensein mit ihnen erfüllt werden.

Die «Geister der Vergangenheit» wirken noch im Denken, Fühlen und Handeln vieler Menschen. Die Sprache bringt es zum Ausdruck und bietet damit einen wichtigen Schlüssel für Gesundheit und Frieden. Steckt sie nicht noch voller «müssen», «sollen» und «dürfen»? Schon diese drei Verben unserer Alltagssprache weisen direkt auf unsere «inneren Herrschaftsstrukturen».

Gewaltfreie Kommunikation (GFK) und Neuro-Linguistisches Programmieren (NLP) sind Modelle, welche die Sprache nutzen, um innerlich frei zu werden.

Das heutige Leben bringt es mit sich, dass wichtige Bedürfnisse immer wieder auf der Strecke bleiben. Oft ist sich der Mensch dessen nicht wirklich bewusst. Seine Wünsche maskieren die wahren Bedürfnisse.

«Wenn ich nur mehr Geld hätte, ginge es mir besser!» Dieser Gedanke mag leider für immer mehr Menschen auch zutreffen, doch für die meisten in unserer Gesellschaft ist er eher ein Hindernis, ein gutes und glückliches Leben zu führen. Er ist sogar völlig illusorisch, solange die wahren Bedürfnisse dahinter nicht bewusst werden.

Statt in diese Richtung zu forschen, werden Gründe für die mit diesem Defizit verbundenen unangenehmen Gefühle wie Wut, Angst und Sorgen anderswo gesucht. Mal schaut man dabei nach aussen und bemerkt die Fehler der anderen, oder regt sich über die eigenen Fehler auf. Die erste Reaktion macht auf die Dauer aggressiv, die zweite depressiv. Die zu kurz gekommenen Bedürfnisse bleiben in beiden Fällen aussen vor.

Beide Reaktionen bestimmen sowohl den Stresslevel wie auch den Komfortbereich. Schlimme Erfahrungen und

Befürchtungen können zu Angst und Zwängen ausarten und den eigenen Aktions- und Erfahrungshorizont immer mehr einschränken.

Für ein gutes Leben ist unabdingbar, dass ein bewusstes Ich seine Aufgabe wahrnimmt und sich um seine Bedürfnisse kümmert. Besonders «höhere Bedürfnisse» wie Wahrheit, Autonomie, Sinnhaftigkeit und Liebe werden dann zu echten Triebfedern menschlichen Strebens.

Die Neigung, innerhalb der Komfortzone zu bleiben und die zu kurz gekommenen Bedürfnisse mit Ersatzmitteln zu befriedigen, kann ohne bewusste Auseinandersetzung mit tieferen Gefühlen und Bedürfnissen kaum dauerhaft gelingen. Surrogate lassen das Defizit noch grösser werden. Jede Sucht «funktioniert» auf diesem Hintergrund. Unterdrückte oder sonst zu kurz gekommene Bedürfnisse suchen nach Ersatzstrategien, selbst wenn diese andere, momentan weniger wichtige Bedürfnisse, missachten.

Irgendwann in meiner Jugend begann ich zu rauchen. Erst noch ab und zu, doch innerhalb von ein paar Jahren war ich ausserstande, damit wieder aufzuhören, obwohl ich es mehrere Male versucht hatte. Ich musste mir eingestehen, dass ich süchtig war, süchtig danach, diesen Rauch in meiner Lunge zu spüren. Rund zehn Jahre lang rauchte ich täglich 20 - 30 Zigaretten.

Um die dreissig lernte ich Yoga kennen. Besonders Pranayama, eine spezielle Atemtechnik, begeisterte mich, und ich praktizierte sie bei jeder Gelegenheit, so zum Beispiel sogar unauffällig während Sitzungen oder auf dem Weg zur Arbeit. Der nach langer Zeit erste Versuch, mit

Rauchen aufzuhören, klappte dann erstaunlicherweise auf Anhieb.

Doch ganz erledigt war die Sache noch nicht. Zwar rutschte ich nie mehr so tief in die Sucht hinein und konnte stets nach Rückfällen nach einiger Zeit wieder aussteigen. Erst dauerten jene noch ein paar Wochen, später nur noch wenige Tage. Langsam fühlte ich mich als eine Art Quartals-Raucher. Ich war sogar stolz darauf, jederzeit wieder aufhören zu können.

Bei Marshall Rosenberg[10], dem Begründer der Gewaltfreien Kommunikation, lernte ich schliesslich wichtige Lebensprinzipien kennen. Er selbst hätte, so erzählte er, eine Liste gemacht mit Dingen, die ihm zuwider waren. Er erwähnte unter anderem «Patienten-Berichte schreiben» und «seinen Sohn mit dem Auto zur Montessori-Schule zu bringen». Beim ersten Beispiel fand er, ausser dass er als Psychologe damit Geld verdiente, keine weiteren erfüllten Bedürfnisse. Er beschloss, die Stelle zu kündigen, die ihm solche Berichte abverlangte, weil er wusste, dass die eh kaum je gelesen wurden. Geld liesse sich auch auf andere Weise verdienen. Bei seinem Sohn verhielt es sich anders: Er hasste zwar die Fahrten, doch sein Bedürfnis nach einer guten Ausbildung für seinen Sohn liess ihn bei diesem Dienst bleiben.

Beeindruckt von dieser Geschichte machte ich mir Gedanken um meine Quartalssucht, dem Rauchen. Welche Bedürfnisse erfüllte ich mir damit, dass ich es nicht lassen konnte? Schnell wurde mir klar, wie es sich damals anfühlte, als ich als Jugendlicher den Rauch tief in die

---

10 Marshall Rosenberg 1934 - 2015

Lungen zog. *Es war wie eine Berührung von innen. Mit Pranayama fand ich schliesslich, ohne es bewusst zu suchen, eine andere Strategie, diese besondere Art Berührung wieder zu erleben.*

Doch offensichtlich spielten da noch andere Bedürfnisse mit. Neben dem Wunsch, endlich von meiner Sucht loszukommen, entstand in mir eine Art wissenschaftlicher Neugier darüber, was es denn noch sein könnte. Mit der Lösung dieses Rätsels hätte ich dann die Bestätigung der Hypothese, dass jede Art menschlichen Verhaltens nur dazu dient, Bedürfnisse zu erfüllen.

Ich begann, mich beim Rauchen zu beobachten. Zunächst bemerkte ich, dass ich mich sehr gern anderen Rauchern beim Qualmen anschloss, besonders wenn ich diese sympathisch fand. Da ging es klar um Zugehörigkeit. Ich begann also, in solchen Situationen bewusst nicht mehr zu rauchen. Das fiel mir zwar schwer, doch wurde mir bald klar, dass das Bedürfnis nach Zugehörigkeit auch auf andere Art erfüllt werden konnte.

Doch ganz konnte ich es noch nicht lassen. Ich lebte ein paar Monate mit der Frage, was mich denn noch immer weiter rauchen liess.

Endlich fiel der Groschen: Wieder einmal hatte ich mir nach ein paar Wochen Rauchpause zum Feierabend, den ich damals gern alleine im Garten bei einem Feuer verbrachte, ein Paket Tabak besorgt. Die Zigaretten drehte ich inzwischen am liebsten selbst. Ärgerlich betrachtete ich die Inschrift «Rauchen fügt Ihnen und Ihren Mit-menschen erheblichen Schaden zu».

«Quatsch, diese Belehrung hat noch niemandem genutzt. Überhaupt – ich mache sowieso, was ich will!» Dieses Selbstgespräch machte mich stutzig: Ich hatte des Rätsels Lösung selbst ausgesprochen: «Ich mache sowieso, was ich will!» Natürlich, es war mein Bedürfnis nach Autonomie, nach Selbstbestimmung!

Konnte es sein, dass das der Grund für mich war, immer wieder zu rauchen? «Wenn das wirklich so ist», dachte ich, «könnte ich jetzt den höchst autonomen Entschluss fassen, nie wieder zu rauchen.»

Dieser Gedanke löste in mir ein so heftiges Herzklopfen aus, dass die Sache für mich innert Sekunden entschieden war. Ich warf die angefangene Zigarette ins Feuer.

Es war die letzte meines Lebens. Das Beste daran, und ich weiss, es klingt unglaublich: Ich habe seither – inzwischen sind es über 15 Jahre - nie wieder die geringste Lust nach Rauch verspürt.

Tatsächlich hatte ich mir mit diesem Entschluss ein überaus wichtiges und so oft zu kurz gekommenes Bedürfnis erfüllt.

Schmerzen sind körperliche Empfindungen, die zeigen, dass gewisse biologische Bedürfnisse zu kurz kommen. Mit Schmerzmitteln kann diese Ursache natürlich nicht behoben werden. Deren Dauergebrauch bedeutet Stress für den Körper; die Entgiftungsfunktionen der Leber werden überstrapaziert und damit weitere Bedürfnisse des Organismus verletzt.

Neue Wege und der Wille, den Dingen auf den Grund zu gehen, erfordern Mut und Durchhaltevermögen. In der

Regel ist dies einfacher, solange der Organismus sich noch ohne schwere Symptomatik regulieren kann.

Heute steht ein Grossteil der Menschheit im seelisch-geistigen Sinn an der Schwelle zum Erwachsenenalter. Die Proklamation der Allgemeinen Menschenrechte der Vereinten Nationen in Paris 1948 kann diesbezüglich als bedeutsames Zeichen gesehen werden.

Weil wir auf spiritueller Ebene alle miteinander verbunden sind, ist es wichtig, auch das Wohlergehen der Menschen um uns herum zu berücksichtigen. Wirkliches Glück ist niemals auf Kosten anderer zu haben.

Regulation

Um gewisse Aspekte der Wirklichkeit darzustellen, dienen uns Denk-Modelle als Orientierungshilfen. Wir sollten uns jedoch stets vor Augen halten, dass es sich um eine Art geistiger Landkarten handelt und nicht um die zu er-forschende Landschaft selbst. Die wiederum erkennen wir nur durch die unmittelbare Erfahrung. Wir nutzen einfach die Modelle, die uns jeweils die beste Orientierung geben.

Das wahrscheinlich wichtigste Modell für Gesundheit ist jenes der Regulation. Es gibt nichts in der Natur, das nicht auf seine Art reguliert ist. Sei es Grösse, Frequenz, Lebensdauer – alles unterliegt der Regulation oder dem „richtigen Mass". Kein Baum kann in den Himmel wachsen. Die Wissenschaft der *Kybernetik* beschreibt die Regulation in Natur und Technik.

Ein Beispiel dazu liefert der Thermostat. In einem Raum überwacht ein Sensor den Istwert, die Temperatur. Der

Regler vergleicht diesen Messwert mit dem vorgegebenen Sollwert. Sobald die Raumtemperatur unter diesen eingestellten Wert sinkt, schaltet der Regler die Heizung solange ein, bis die gewünschte Temperatur erreicht ist.

Das Resultat ist eine in engen Grenzen auf- und abschwingende Temperatur, die – je nach Güte der Regulation - als konstant wahrgenommen wird. Diese Güte bestimmt dann auch, wie stark sich Störgrössen wie Aussentemperatur, Durchzug und Isolation bemerkbar machen.

In natürlichen Systemen, wie beispielsweise im menschlichen Organismus, sind unzählige Regelkreise miteinander vernetzt. Sie arbeiten zum Teil so erstaunlich präzis, dass keine Technik ähnliches in dieser Komplexität leisten könnte. Beispiele sind die Regulation der Körpertemperatur, des Mineralstoff-Haushalts der einzelnen Gewebe oder des pH-Wertes des Blutes.

Dass ein Mensch gesund ist und sich wohlfühlt, hängt im Wesentlichen davon ab, dass all seine Systeme innerhalb der „Normalwerte" schwingen. Schon eine Abweichung der Körpertemperatur von knapp einem Grad Celsius wird als unangenehm empfunden. Eine zu hohe Temperatur weist auf Entzündungen hin, d.h. der Organismus muss sich mit etwas Fremdem auseinandersetzen und intensiviert die dazu notwendigen Prozesse. Höhere Temperatur erhöht den Grundumsatz, d.h. die Geschwindigkeit des inneren Stoffwechsels.

Dessen Sinnhaftigkeit liegt im Reinigungsprozess. Bildlich gesprochen werden dabei «Schlacken» verbrannt und aus dem Körper entfernt. Früher war dieses Bild jedem gebildeten Menschen vertraut und man handelte danach.

Das hiess bei Fieber einfach heissen Tee trinken und danach für zwei bis drei Tage Bettruhe einhalten.

Heute wird das genaue Gegenteil praktiziert: Man verordnet fiebersenkende Mittel und schickt die Menschen zurück in den Alltag.

Mit der gleichen Strategie wird hohen Blutdruckwerten begegnet. Kaum jemand fragt, was der Auslöser sein könnte und praktisch niemand erkennt die biologische Sinnhaftigkeit von hohem Blutdruck. Statt dessen werden Medikamente geschluckt, die diesen Druck auf die statistischen Normalwerte «einstellen». Was dies für die unzähligen anderen subtilen Regelkreise, die mit dem Blutdruck verbunden sind, bedeutet, wird ignoriert. Durch die mehrfach nach unten korrigierten «Normalwerte» wurden nicht nur viele Millionen Dosen Medikamente mehr verkauft, sondern gleichzeitig auch zahllose neue Probleme geschaffen.

Das dritte Beispiel betrifft sogenannte Labor-Werte. Die kann man, im Gegensatz zu Fieber und massiven Blutdruckschwankungen, zwar nicht spüren, doch auch sie können dem Menschen das Gefühl vermitteln, dass mit ihm «etwas nicht stimmt», wenn sie von der Norm abweichen und ein Gegenmittel unbedingt notwendig ist.

Ein Freund beklagte sich, schon seit längerer Zeit unter leichtem Fieber zu leiden. Ein Kuraufenthalt in einer anthroposophischen Klinik brachte keine Besserung. Schliesslich überwiesen ihn deren Ärzte an eine schulmedizinische Klinik, die einen sogenannten AIDS Test machten. Der war positiv, was die Ärzte veranlasste, ihn mit dem damals gängigen AZT zu behandeln.

Nach kurzer Zeit entwickelte er dann das «Vollbild» von AIDS und verstarb nach wenigen Wochen, ohne die Klinik wieder verlassen zu haben.

Das ist natürlich ein drastisches Beispiel und die meisten werden einwenden, dass AIDS eben eine tödliche Seuche sei. Stutzig machte mich damals der Umstand, dass sich die schweren Symptome meines Freundes erst nach der Einnahme von AZT, dem giftigsten, in der Medizin je angewendeten *Chemotherapeutikum*, zeigten. Auf diese Weise wurden noch in den Neunzigerjahren Millionen von Menschen ins Jenseits befördert, bevor die Dosierung von AZT wesentlich gesenkt und mit anderen Stoffen kombiniert wurde.

Auch bei weniger «schlimmen» Regulationsstörungen wie hohen Cholesterinwerten oder hohem Blutdruck werden Millionen zu unnötigen und schädlichen Medikamenten verführt und damit Milliarden «verdient».

Doch was ist die Alternative? Unser Alltag bietet viele Möglichkeiten. Wie schon erwähnt, haben wir uns mit unserer Lebensweise oft weit von den natürlichen Rhythmen entfernt. Da lohnt es sich, mal genau hinzublicken und alle Faktoren «auf den Tisch» zu legen. Wie steht es mit schlafen und wachen? Ist dieser Rhythmus ausgewogen, schlafen wir genug? Ist er gleichmässig, legen wir uns täglich ungefähr zur gleichen Zeit schlafen? Stehen wir um die gleiche Zeit auf? Wie sind unsere Essgewohnheiten? Geniessen wir das Essen oder ist es eher ein lästiges Muss, das auch mit Junkfood befriedigt werden kann? Essen wir ausgewogen? Bekommen wir alle essentiellen Nährstoffe? Wie ist unser Trinkverhalten?

Es ist klar, dass unsere Lebensweise oft ein Abweichen vom Natürlichen verlangt. Niemand möchte heute noch mit den Hühnern schlafen gehen. Kaffee und elektrisches Licht geben uns die Möglichkeit, uns etwas von der Natur zu emanzipieren. Das gleiche gilt natürlich für alle Dinge des Lebens. Doch da gilt es genau hinzusehen und auf das richtige Mass zu achten.

Wenn wir unter Symptomen leiden, ist es sicher, dass das gesunde Mass in gewissen Lebensbereichen über- oder unterschritten ist. Es gibt ja auch Bereiche, die gar nicht genutzt werden. Vielen Menschen fehlt zum Beispiel einfach die geistige Nahrung und die Demut vor Gott, die ein harmonisches Sozialleben gewährleisten könnten.

Wir haben es also bei allen Symptomen, sowohl körperlicher, psychischer oder gesellschaftlicher Art, stets mit Regulationsstörungen zu tun.

Da stellt sich die entscheidende Frage: Wie finden wir das richtige Mass? Das im zweiten Kapitel beschriebene *Autonome Nervensystem ANS* liefert uns dazu wichtige Hinweise.

Rudolf Steiner

Rudolf Steiner[11], der grosse Gelehrte des beginnenden 20.Jahrhunderts, hat die alten okkulten Begriffe der Alchemie und Theosophie systematisch neu geordnet. Er hat dabei stets die Bedeutung der Logik, und damit die Nachvollziehbarkeit seiner Gedanken, betont.

---

11 Rudolf Steiner 1821 - 1925

Obwohl viele sehr erfolgreiche Initiativen von Steiner begründet wurden - man denke nur an die Waldorfschulen, die anthroposophische Landwirtschaft und Medizin - ist ihm die wohlverdiente wissenschaftliche Anerkennung seines Werkes bis heute versagt geblieben.

Persönliche Umstände veranlassten mich, meine Kinder in die Waldorf-Schule zu schicken. Neugierig vertiefte ich mich in das Schrifttum von Steiner. Nach den ersten paar Seiten blieb ich stecken, verstand kein Wort mehr. Ich sprang ein paar Zeilen zurück, da war noch alles klar. Auch der nächste Satz knüpfte logisch daran an, und so ging es weiter. Schliesslich ging mir ein Licht auf: Diese Art Lektüre verlangte ein dauerndes Mitdenken. Verpasste ich mal die Bedeutung eines Satzes, verlor ich sofort den Anschluss an das Folgende.

Damit war mir klar, was es für viele so schwierig macht, Steiner zu lesen. Jetzt, wo ich den «Dreh» heraus hatte, konnte ich ihm recht gut folgen. Eine neue, absolut phantastische Welt tat sich für mich auf. Steiner verstand es hervorragend, seine geistige Schau in rational verständliche Zusammenhänge zu stellen und in Worte zu fassen.

Bald begriff ich auch die praktischen Konsequenzen dieser Schau. Was ich vorher nur vage gespürt hatte, der Umstand nämlich, dass wir geistige Wesen sind und alles Leben in geistigen Zusammenhängen gesehen werden kann, begeisterte mich. So vertiefte ich mich auch in verschiedene praktische anthroposophische Anwendungen und besuchte Kurse in Eurythmie, Sprachgestaltung, Formenzeichnen und so weiter.

36

Ich vertrete in diesem Buch nicht die Anthroposophie, sondern benutze Steiners Darstellungen als Verständnismodelle. Sie bieten meiner Meinung nach noch immer die beste und zugleich einfachste Orientierung in den Bereichen der Natur, deren Wirkungen wir zwar spüren, die wir aber weder sehen noch hören können.

Steiner hat bereits in einem seiner frühen Werke[12] darauf hingewiesen, dass Erkenntnis stets auf der Verknüpfung von sinnlicher Wahrnehmung mit den passenden Begriffen zustande kommt. Ohne Begriffe wie «Baum, Wiese, Haus», würden wir nur Farben sehen, die jedoch auch wieder begrifflich definiert sind.

Was letztlich bleibt, könnte gar nicht benannt werden; unsere Wahrnehmungen würden wie beim Tier - man denke an einen Stier und ein rotes Tuch - unmittelbar auf Instinkt und Emotionen wirken.

Warum ist dies so wichtig? Der indische Philosoph Jiddu Krishnamurti[13] soll bemerkt haben, der höchste Ausdruck menschlicher Intelligenz sei die Fähigkeit, Wahrnehmung und Interpretation auseinanderhalten zu können. Diese Äusserung ist ein wichtiger Schlüssel für jede Art von Wahrnehmung. Für therapeutisch Tätige ist eine feine und differenzierte Wahrnehmung eine der wichtigsten Grundlagen ihrer Arbeit.

Auch wenn wir Vorgänge im eigenen Inneren beobachten, ohne sie gleich zu bewerten und damit zu begrenzen, werden wir erstaunliche Entdeckungen machen. Das

---

12 Rudolf Steiner: «Philosophie der Freiheit»
13 Jiddu Krishnamurti 1895 - 1986

gleiche gilt für alle Wahrnehmungen, in der Natur oder beim Gegenüber.

Einfacher ausgedrückt heisst das: Wir müssen lernen, auf alle Vorurteile zu verzichten, die sich nur allzu oft und leicht an unsere Wahrnehmungen heften.

Wenn wir uns ganz auf den anderen Menschen einlassen können, ohne die Signale zu kommentieren, die von ihm ausgehen, werden wir bemerken, dass unsere Wahrnehmung dabei immer differenzierter und subtiler wird. Dazu muss unser «innerer Kritiker», der möglicherweise unsere neuen Fähigkeiten in Frage stellt, lernen, zuerst einmal zu schweigen. Sind diese ersten Hindernisse überwunden, öffnet sich eine neue Wunderwelt des Lebens. Natürlich braucht es eine gewisse Zeit, um unsere Erfahrungen in eine neue Ordnung zu bringen.

Steiners Sinneslehre und die «innere Wahrnehmung»

Steiner hat sich in seinem Spätwerk[14] noch einmal intensiv mit der Sinneslehre befasst und das alte System der fünf Sinne auf zwölf erweitert. Ich will diese hier nur kurz, soweit sie für unsere Arbeit wichtig sind, erläutern.

Der *Bewegungssinn* hat primär mit Leben zu tun. Eine Eigenschaft von Leben ist Bewegung. Buchstäblich alles was lebt, bewegt sich und lässt sich bewegen. Eng damit verbunden ist der *Gleichgewichtssinn*. Er vermittelt Gleichgewicht im Raum, indem er eine Beziehung zur Senkrechten schafft. Er gibt Orientierung zur Mitte.

---

14 R.Steiner: «Anthroposophie – ein Fragment»

38

Wenn wir in der Therapie die Hände als Fühler benutzen, lässt sich auch durch den Gleichgewichtssinn viel erfahren: Wie atmet ein Gewebe? Wie stark, schwach, gleichmässig, symmetrisch? In welchen Achsen und Dimensionen? Wie reagiert es auf Reize?

Dem *Lebenssinn*, dem Sinn für die eigene Lebendigkeit, kommt besondere Bedeutung zu. Zuerst vermittelt er nur, was ausserhalb der Norm ist: Lust, Schmerz, (Un)behagen, Übelkeit, etc.. Sind die Empfindungen unangenehm, signalisiert dies Störungen von Lebensfunktionen. Vielen ist nicht bewusst, wie differenziert dieser Sinn arbeiten kann. Doch er kann geschult werden. Eugene Gendlin[15] beschreibt ihn in seinem Buch «Focusing» als *Felt Sense*, als gefühlten Sinn.

Er zeigt sich in der Regel subtiler als «gewöhnliche» Gefühle und lässt sich auch nicht ohne weiteres benennen, weil wir in diesem «inneren Bereich» eben keine Begriffe haben. Er hat direkt zu tun mit dem Lebensleib, von dem noch oft die Rede sein wird.

Dazu fällt mir ein Moment aus meinem Leben ein, der so überraschend war, dass ich ihn bis heute nie vergessen habe, obwohl das jetzt mehr als 20 Jahre zurückliegt. Ich hatte die letzten Jahre, statt jeweils einfach Ferien zu machen, viele Weiterbildungen besucht. Anschliessend fühlte ich mich oft etwas depressiv, was ich dem Umstand zuschrieb, dass die gute Zeit schon wieder vorbei, und das Leben im Alltag halt weniger schön sei.

---

15 Eugene Gendlin 1926 - 2017

Der Sommer 2000 war für mich besonders intensiv. Wieder zu Hause fühlte ich einen unangenehme Druck in mir; er drohte mich in eine Depression zu reissen.

Weil ich inzwischen mit Focusing gut vertraut war, beschloss ich, der Sache auf den Grund zu gehen. Ich setzte mich also hin und gab jener Empfindung meine volle Aufmerksamkeit. Die darauf folgenden Zwischenschritte habe ich vergessen, doch zum Schluss ist mir klar geworden, dass jener schmerzhafte Druck in der Herzgegend ein Ausdruck riesiger, aber nicht zugelassener Freude war; Freude darüber, diese tolle Zeit erlebt zu haben.

Seither blicke ich dankbar auf jedes besondere Ereignis zurück, statt wie vorher darüber zu hadern, wieder im Alltag «funktionieren» zu müssen.

Auch der *Wärmesinn* leistet bei der Wahrnehmung von Lebendigem wertvolle Dienste, sei es in uns selbst, sei es beim Anderen. Der menschliche Körper verfügt über eine hervorragende Wärmeregulation, die seine Temperatur im Innern bei 37Grad hält. An der Peripherie kann es zum Teil erhebliche Abweichungen geben, die ganz verschieden auf den oben besprochenen Lebenssinn wirken. Wenn der Eine schon beim Gedanken an kaltes Wasser fröstelt, geniesst es der Andere, mitten im Winter barfuss zu gehen oder gar im Eiswasser zu baden.

Viele laufen mit kalten Füssen herum, aber nicht alle sind sich dessen bewusst. Genauso wie Fieber Krankheitsprozesse anzeigt, ist dies auch bei Untertemperatur der Fall. Leider ist auch dieser Umstand kaum bekannt; wer redet schon von negativem Fieber?

Inzwischen sollte klar geworden sein, dass unsere Sinne nicht voneinander getrennt arbeiten, sondern sich stets gegenseitig ergänzen. Bei jeder Art von Wahrnehmung ist der *Lebenssinn* beteiligt, und auch andere Sinne schwingen fein mit. Das kommt sehr gut beim *Tastsinn* zum Ausdruck, weil der für sich genommen, uns nur unsere Körpergrenze spüren lässt. Erst mit den anderen, eben besprochenen Sinnen gibt er Auskunft über Qualitäten der Aussenwelt.

Der *Geschmacksinn* vermittelt Qualitäten im flüssigen Medium des Speichels. Er hat gewisse Schutzfunktionen, indem er mich vor Dingen mit schlechtem Geschmack schützt. Darüber hinaus vermittelt er dem Organismus eine Fülle von Eindrücken aus der Nahrung, damit jener die passenden Verdauungssäfte bilden kann.

Heute, wo viele Nahrungsmittel durch die industrielle Verarbeitung ihres Geschmacks beraubt und anschliessend mit künstlichen Aromen versehen werden, ist dieses Regelwerk besonders belastet.

Auch im übertragenen Sinn kommt dem Geschmack eine wichtige Aufgabe zu. Kann er noch unterscheiden zwischen wahren Bildern und billigen Nachahmungen?

Der *Geruchssinn* ist für die Wahrnehmung der Qualität des Luftelements zuständig. Ansonsten gleicht er dem Geschmack. Auch hier kennen wir den Begriff im übertragenen Sinn: «Etwas stinkt zum Himmel» oder «er konnte ihn nicht riechen»

Für viele ist der *Gesichts- oder Sehsinn* der Wichtigste. Auch er wird oft als Gedankenausdruck benutzt: «Ich sehe dies anders ...».

Er hat etwas Oberflächliches. Ohne Unterstützung der anderen Sinne vermittelt er ja nur farbige Flächen. Erst in Kombination mit anderen Sinnen entstehen brauchbare Wahrnehmungen.

Der *Hörsinn* dringt tiefer. Er ist wichtig für die Orientierung im Raum. Er lässt sich bewusst auch nicht ohne weiteres ausschalten wie der Sehsinn.

Der *Laut- oder Wortsinn* wurde von Steiner neben den zwei noch Folgenden neu definiert. Er lässt einen Laut oder ein Wort als solches erkennen. In der Musik hat er die wichtige Funktion, Klänge differenziert wahrnehmen zu können.

Noch weiter reicht der *Gedankensinn*. Nach Steiners Auffassung, die ich teile, entstehen Gedanken nicht im Kopf; sie werden dort lediglich aufgefangen, wobei ein Teil des Gehirns als Antenne dient.

An oberster Stelle steht der *Ich-Sinn* der im Grunde ein *Du-Sinn* ist. Von ihm wird der Mitmensch als Individuum wahrgenommen.

Dreigliederung

Wir alle kennen die Begriffe, Körper, Geist und Seele. Dies oft auch ohne genauere Vorstellungen damit zu verbinden.

Schon die Kahunas, die Magier des alten Hawaii, benutzten ein dreigliedriges Modell. Sie nutzten es sowohl im psychologischen, philosophischen und spirituellen Sinne. Sie sprachen von drei «Ich's» oder «Selbsten» auf verschiedenen Stufen. Das mittlere ist unser *Alltags-Ich* mit seinen Wahrnehmungen, Erinnerungen, Gedanken, Vorstellungen und bewussten Gefühlen.

Im Wachzustand ist es stets verbunden mit seinem unteren, dem *Basis-Selbst*, welches zur Hauptsache den Körper, seine Funktionen, Gewohnheiten, Instinkte und Triebe repräsentiert. Auch die unreflektierten Emotionen, die oft genug unser Handeln bestimmen, liegen in seinem Bereich. Ursprünglich ist es mit allem ausgestattet, was es zum perfekten Funktionieren und zu vollkommener Gesundheit braucht. Doch ist es auf die liebevolle Erziehung und Führung des Alltags-Ich angewiesen. Sich selbst überlassen, handelt und reagiert es wie ein Tier.

Das *hohe Selbst* repräsentiert höchste Führung und Weisheit, lässt jedoch dem mittleren, dem Alltags-Ich stets die Freiheit von Denken und Handeln. Sein Einfluss kann nur in der Stille wahrgenommen werden. Das bedingt, dass wir mit dem Basis-Selbst in Harmonie leben. Dies hebt den Menschen buchstäblich über die niedrige Natur des Daseins. Mit diesem Bewusstsein lenkten die Kahunas die Geschicke des hawaianischen Volkes.

Was heisst das jetzt in Bezug auf Gesundheit?

In all unseren Modellen geht es letztlich um eine harmonische Beziehung zwischen den einzelnen Gliedern. Auch im Modell der drei Selbste wird klar, wie weit wir oft von solcher Harmonie abgekommen sind. Wer kennt nicht den «inneren Kritiker», der alles und jedes, was ihm nicht passt an eigenem und fremdem Handeln, abwertet, oft genug sogar mit Schimpfworten belegt. «Ach ich Idiot! Hätt ich doch ...» oder: «Dieser Mistkerl! Man sollte ihn strafen.»

Der erste Satz, zu stark verinnerlicht, führt unweigerlich zu Depressionen. «Ich kann so nicht mehr mit mir leben!» Dieser Gedanke und die ihm folgenden Gefühle sind nicht weit, wenn man sich dauernd als Idioten oder ähnliches bezeichnet.

Der zweite Satz lässt uns aggressiv gegen alles und jedes werden, was uns nicht passt. Die meisten von uns kennen beides. Man pendelt nach Bedarf von Schuldzuweisung an sich selbst oder an andere. Dieses Pendeln bewahrt uns zwar vor Suizid oder Gefängnis, gleicht also in einem gewissen Sinne etwas aus, doch mit innerem Frieden hat das wenig zu tun.

Der «innere Täter», das Basis-Selbst, fühlt sich angesichts solcher Anwürfe sicher nicht wohl und verhält sich entsprechend. Es verfügt weder über Intellekt noch Vokabular des Kritikers und reagiert eben auf seine Weise – mit unangenehmen Gefühlen.

Auch bei Steiner tritt die Idee der Dreigliederung in verschiedenen Facetten auf.

Im lebendigen Leib zeigt sich Dreigliederung als Nerven-Sinnes-System, rhythmisches System und Stoffwechsel-Gliedmassen-System. Das Nerven-Sinnes-System hat sein Zentrum im Kopf, erstreckt sich aber mit feinsten Nervenfasern in fast jeden Teil der Peripherie. Das rhythmische System mit seinem Zentralorgan Herz, ist mit dem rhythmischen Pulsieren des Blutes und anderer Körperflüssigkeiten ebenfalls im ganzen Organismus präsent. Auch Bewegung und Stoffwechsel finden überall statt.

Diese Systeme stehen wiederum in Beziehung mit den drei Seelenqualitäten, Denken, Fühlen und Wollen; für die Praxis wichtige Zusammenhänge!

Auch die «Dreigliederung des Seelenlebens», ein weiteres Modell von Steiner, ist in diesem Zusammenhang interessant. Es geht dabei um die psychische Entwicklung des Menschen. Mit Seele ist hier der Erlebensraum gemeint, in dem sich sowohl denken und fühlen, wie auch äussere Wahrnehmungen spiegeln und durch Handeln zum Ausdruck gebracht werden. Steiner gliedert diesen Raum modellhaft in Empfindungs-, Verstandes-, und Bewusstseinsseele.

Die *Empfindungsseele* wird regiert von Sympathie und Antipathie. In ihr leben Freude, Trauer, Sorge, Liebe, Angst, Zorn und unzählige Nuancen dieser Gefühle. Sie entwickelt sich als erstes. Im dritten Kapitel werde ich zeigen, dass in jenem Bereich bei uns allen die grösste Unordnung herrscht, weil er zutiefst gekränkt worden ist.

Erst ungefähr mit sieben Jahren, mit dem Abstossen der Milchzähne, wird die *Verstandesseele*, das rationale Denken ausgebildet. Dieser Prozess könnte bereits mit vierzehn, der Geschlechtsreife, abgeschlossen sein.

Das ist leider in den wenigsten Fällen gegeben, weil die äusseren Umstände, vor allem die herkömmliche Erziehung, diesen Prozess massiv behindert. So beruht unsere Schulbildung hauptsächlich auf dem Verinnerlichen vom vorgegebenen Stoff. Das Notensystem belohnt diejenigen, die am genausten wiedergeben können, was sie aufgenommen haben. Mit wirklichem Denken hat dies natürlich wenig zu tun.

In der *Bewusstseinsseele*, die sich nach der Geschlechtsreife entwickelt, sind nicht mehr Emotionen und Verstand Mass aller Dinge. Wo der Verstand noch in Mustern konditioniert ist, wird auf der Stufe der Bewusstseinsseele bewusste Entscheidung möglich. Auch erkennt erst sie im

Gegenüber - im Du - den gleichwertigen Partner. Der Mensch wird sich seiner geistigen Herkunft bewusst, sucht und findet seine Aufgaben in dieser Welt.

Natürlich stoppt dieser Prozess nicht mit der Volljährigkeit. Bei vielen geschieht das erst viel später im Leben, und bei manchen gar nie. Die Bewusstseinsseele ist in unserer Kultur erst schwach ausgebildet. Erst mit ihrer Weiterentwicklung werden die grossen Probleme unserer Zeit, sowohl individuelle wie auch kollektive, gelöst werden.

Zusammenfassend ein metaphorischer Vergleich: Die Empfindungsseele im Strassenverkehr kümmert sich nicht um Tempolimiten; der Mensch fährt so, wie es ihm gefällt. Die Verstandesseele wägt ab: Wie hoch ist das Risiko, eine Busse zu bekommen oder gar die Kontrolle über den Wagen zu verlieren? Erst die Bewusstseinsseele erkennt den Sinn von Geschwindigkeits-Beschränkungen. Zum einen, weil alles sein richtiges Mass braucht, zum anderen, weil die Sicherheit aller Verkehrsteilnehmer auf dem Spiel steht.

Gesundheits-Störungen können auf verschiedene Weisen zustande kommen: Zum Beispiel können Körperfunktionen beeinträchtigt und deren Auswirkungen psychisch spürbar sein. Ein Beispiel sind Depressionen. Wenn wir uns den Körper als Wohnung denken, die Seele als Bewohnerin, so wird klar, dass ihr Wohlbefinden zu einem wesentlichen Teil vom Zustand dieser Wohnung abhängt. Verdreckte Fenster, mangelnde Frischluft und ein verrostetes Türschloss mindern die Lebensqualität der Bewohnerin beträchtlich.

In jungen Jahren und weit ins Erwachsenenalter litt ich unter depressiven Verstimmungen. Oft liessen nichtige An-

lässe meine Stimmung «kippen» und ich fühlte mich übel gelaunt und wie abgeschnitten vom Leben. Weil mir gesunde Ernährung wichtig wurde, stiess ich schliesslich auch auf das Fett-Problem. Ich begann, mein Morgenmüsli nach Johanna Budwig[16] auf Basis von Magerquark und Leinöl zu bereiten.

Erst später las ich das Buch des Psychiaters David Servan-Schreiber[17] worin er erzählte, wie er schwere manisch-depressive Störungen durch regelmässige Einnahme von Omega 3 geheilt hat. Erstaunt realisierte ich, dass sich auch meine eigene Befindlichkeit seit meiner Entdeckung des Budwig-Müslis harmonisiert hatte.

Störungen im Nervensystem können auch ernsthafte psychische oder gar geistige Fehlfunktionen zur Folge haben. Umgekehrt kann geistige Orientierungslosigkeit zu einseitiger Ausbildung der Verstandes- oder Empfindungskräfte führen, und dies wiederum zu Fehlfunktionen im Körper. Wie alle Modelle dient auch dieses nur als kleine Orientierungshilfe: In Wirklichkeit bilden Geist, Seele und Körper natürlich eine Einheit und funktionieren in allem viel komplexer, als je mit Worten beschrieben werden kann.

Für unser Gesundheitsverständnis steht die Entwicklung der Bewusstseinsseele, d.h. unseres geistigen Wesens im Mittelpunkt. Ein erster Schritt dazu bedeutet, lernen zu beobachten, was sich in Konfliktsituationen im eigenen Inneren abspielt, ohne dabei gleich den eigenen Denk- und Handlungsmustern zum Opfer zu fallen.

---

16 Johanna Budwig 1908 - 2003
17 David Servan-Schreiber 1961 – 2011

Graf Dürckheim[18] sagt: „Jede Seinserfahrung bedeutet Verwandlung ...".

Damit ein Erleben – ein «*Felt Sense*» - wirklich zu solcher Seinserfahrung wird, muss das herkömmliche Denken - zumindest vorübergehend - schweigen. In dem dabei entstehenden Raum entfaltet sich die Bewusstseinsseele.

So einfach das Ganze hier tönt, so komplex strukturiert sich die Psyche in allen von uns. Die Barfusstherapeutin braucht also grosse Ich-Stärke, um ihre Klienten in diesem Bereich unterstützen zu können. Um anderen Menschen wirklich zu helfen, Ordnung in ihren Gefühlen zu schaffen, braucht sie auch gute «Werkzeuge».

Es scheint mir an dieser Stelle angebracht, auch Steiners Idee der *sozialen Dreigliederung* anzusprechen. Damit ein sozialer Organismus dauerhaft gesunden kann, muss er sich an natürlichen Prozessen orientieren. Wie im individellen Organismus zeigen sich auch da wieder drei notwendige Funktionskreise:

Ausbildung, Wissenschaft, Religion, Kunst und Erziehung gehören zum Nerven-Sinnes-Pol der Menschheit, zum *Geistesleben*. Diese Bereiche müssen sich frei von staatlichen oder wirtschaftlichen Beschränkungen entfalten können.

Anders beim *Rechtsleben*, welches Politik, Verwaltung und Gerichte betrifft. Vor Gott sind alle Menschen gleich, heisst es. So muss es auch vor dem Gesetz gelten. Wie das rhythmische System im Organismus stets für Ausgleich sorgt, gilt in diesem Bereich die Gerechtigkeit.

---

18 Karlfried Graf Dürkheim 1896 - 1988

Im *Wirtschaftsleben*, analog dem Gliedmassen- und Stoffwechselsystem des sozialen Organismus, soll Geschwisterlichkeit herrschen. Wie all die verschiedenen Gewebe des Körpers, müssen auch alle Glieder der Menschheitsfamilie versorgt werden. Nur uneigennützige Zusammenarbeit ermöglicht ein gutes Gedeihen.

Wir sehen auch an diesem Modell, wie einfach eine natürliche Ordnung verstanden werden kann und wir sehen auch, wie weit sich die menschliche Gesellschaft, sowohl im Einzelnen, wie auch im Ganzen, von jener entfernt hat.

Zusammenfassung

Die Menschheit steht an einem nie dagewesenen historischen Wendepunkt. Die uralten Glaubens- und Herrschaftssysteme zerfallen mehr und mehr. Auf der einen Seite droht Chaos und Vernichtung, auf der anderen eine neue, lebensfeindliche Ideologie, Transhumanismus genannt, eine Art materialistischer Absolutismus.

Mehr und mehr Menschen erleben jedoch einen geistigen Entwicklungsschritt, der sie als freie schöpferische Wesen erleben lässt, die einzig Gott gegenüber Rechenschaft schuldig sind.

Diese Entwicklung bedingt, unser Schicksal selber in die Hand zu nehmen, statt es wie bisher von den Mächtigen und deren Glaubenssystemen bestimmen zu lassen. Alle Lebensbereiche müssen überprüft und nach den Bedürfnissen des freien Menschen gestaltet werden.

Dieses Buch handelt von Gesundheit. Weil diese jedoch mit allen anderen Lebensbereichen, wie Arbeit, Ernährung und sozialen Strukturen, um nur die wichtigsten zu nennen, verbunden ist, sind kurze Gedankenausflüge in diese Richtungen unvermeidlich.

Absolut zentral für ein gesundes Leben stehen jedoch Denken und Bewusstsein des Einzelnen. Unsere Gedanken, ob bewusst oder unbewusst, gehören zu den wichtigsten Faktoren, die unser Leben bestimmen. Nur Menschen besitzen dieses Privileg.

Darum ist es wichtig, dieses Bewusstsein neu auszurichten, überholte Konzepte loszulassen und uns neu an geistigen und natürlichen Gesetzen zu orientieren. Wie weit die dafür gebrauchten Gedanken-Modelle dienlich sind, und wann sie durch bessere, d.h. hilfreichere ersetzt werden können, entscheidet jeder freie Mensch selber.

Im nächsten Kapitel werden weitere Modelle vorgestellt, die helfen können, Gesundheit umfassender zu verstehen. Ich glaube, mit diesen Ausführungen eine gute Verständnis-Grundlage zu bieten, erhebe dabei jedoch keinerlei Anspruch auf Vollständigkeit. Andere Anschauungen mögen dieses Verständnis ergänzen und erweitern.

Zweites Kapitel
Der lebendige Körper

Der physische Körper ist das wohl komplexeste System, das die Schöpfung in der sichtbaren Welt bisher hervorgebracht hat. Wenn wir all die Strukturen, die Subsysteme anschauen, müssen wir staunend zugeben, dass wir noch weit davon entfernt sind, all das auch wirklich zu verstehen. Doch wir können zumindest beschreiben, was wir sehen. Das ist Anatomie. Ein guter Atlas wird uns dabei immer wieder unentbehrliche Orientierungshilfe geben.[19]

Ich werde in diesem Kapitel ein paar ergänzende Betrachtungen zur herkömmlichen Anatomie und Physiologie machen, die für die Arbeit der Barfusstherapeutin Bedeutung haben. Es geht mir vor allem darum, den physischen Körper als Einheit mit der alles durchdringenden Lebenskraft zu sehen. Was von der materialistischen Naturwissenschaft des 19.Jahrhunderts als Vialismus, und damit als unwissenschaftlich verworfen wurde, muss neu gedacht werden.

Die drei Keimblätter

Das menschliche Leben beginnt in der befruchteten Eizelle. Nachdem sie sich ein paar mal unspezifisch geteilt hat, differenzieren sich die Zellen bereits. Es entsteht ein Innen und ein Aussen; in der Fachsprache «Entoderm» und «Ektoderm». Zwischen diesen beiden entsteht das Mitt-

---

19 z.B. Frank Netter „Atlas der Anatomie des Menschen"

lere, das «Mesoderm». Aus diesen drei sogenannten «Keimblättern» bilden sich schliesslich alle Organe des Körpers.

Das entodermalen Gewebe bildet den Verdauuungsschlauch vom Mund bis zum Anus und weitere wichtige Organe im Dienst der Verdauung und der Fortpflanzung. Ektodermale Gewebeschichten bilden die Epidermis, d.h. die äusserste Hautschicht, Schleimhautanteile, das Nervensystem und die Sinnesorgane. Das Mesoderm schliesslich wird zu Unterhaut, Bindegewebe, Muskulatur und Knochen. Diese Einteilung dient jedoch nur einer ersten Orientierung. Die Wirklichkeit ist naturgemäss komplexer, weil jedes Organ aus verschiedenen Keimblättern zusammengesetzt ist.

Warum ich die drei Keimblätter an dieser Stelle erwähne, kommt im Zusammenhang mit der Entstehung von Krankheiten, im dritten Kapitel, zum Ausdruck.

Die vier Wesensglieder

Ein weiteres Modell R.Steiners zeigt den Menschen als viergliedriges Wesen. Dieser wird verstanden als „Krone der Schöpfung", weil er alle vier Naturreiche – Mensch, Tier, Pflanze, Mineral - in sich vereint. Neben seinem eigentlichen Mensch-sein, das ihn durch Denkkraft und Kreativität auszeichnet, hat er auch das Tier, mit seinen Emotionen, Instinkten und Trieben in sich. Als lebendiges Wesen mit Stoffwechsel und Fortpflanzungskraft zeigt er auch wesentliche Eigenschaften der Pflanze, und durch seinen physischen Körper solche des Mineralreiches.

Jede dieser Stufen, bzw. „Reiche" wie Steiner sie nennt, hat ihre eigenen Gesetze. Wo im Physischen die Schwerkraft wirkt, wird sie im Lebendigen, zum Beispiel im Wachstum der Pflanze, oder im Blutkreislauf, mit „Leichtigkeit" kompensiert. Die Pflanze ist an ihrem Standort verwurzelt, das Tier bewegt sich weit darum herum. Wo im Tierreich der Trieb vorherrscht, kann der Mensch wählen. Durch aufrechte Haltung und Gang unterscheidet er sich auch äusserlich klar vom Tier.

Daraus ergibt sich das Modell der Wesensglieder: Wir haben einen physischen Leib – gemeinsam mit allen erschaffenen Dingen. Er besteht aus den vier Elementen Erde, Wasser, Luft und Feuer. Die Wärme des Feuers bildet den Übergang zum nicht-physischen *Lebensleib,* der sich wiederum gliedert aus Wärme, Licht, Klang und Leben.

Der Lebensleib, auch *Ätherleib oder Bildekräfteleib* genannt, ermöglicht die Lebensfunktionen Stoffwechsel, Wachstum und Reproduktion. Auch Pflanzen haben diese Eigenschaften. Im nächsten Abschnitt werde ich ausführlich auf den lebendigen Körper eingehen.

Weiter haben wir nach diesem Modell einen psychischen Leib, bei Steiner *Astralleib* oder *Seelenleib* genannt. Er beinhaltet Gefühle, Instinkte und Triebe und verleiht die Fähigkeit, uns auf der Erde zu bewegen. Diese Eigenschaften haben wir mit den Tieren gemeinsam.

Der Astralleib hat seinen Namen von den Sternen, und verrät damit - nach alter Anschauung – seine Herkunft. Er verhilft dem Organismus zu Beweglichkeit, Bewusstsein, Sinnes-Wahrnehmung, Gefühlen und Instinkten. Durch seine Impulse kann er Organe bilden. Ohne ihn blieben wir ganz im Vegetativen, wie im Tiefschlaf.

Die meisten Krankheiten des Menschen entstehen in dieser Sphäre. Wenn das Geistige, das Ich, noch schwach entwickelt ist, übernehmen psychische Prozesse, d.h. unbewusste Gedankenmuster, Emotionen und Instinkte die Herrschaft. Angst und Wut, als Beispiele unangenehmer Gefühle, sind jedoch keine guten Herrscher und können im Leben eine Menge Schaden anrichten.

Der Mikrobiologe Dr. Edward Bach[20], der Finder der Blüten-essenzen, sieht, wie auch viele andere Lehrer, die Ursache der Krankheiten in diesen negativen Gefühlen. Bach hat mit Hilfe seiner 38 Blüten diese Gefühle beschrieben, und auch Wege zu deren Überwindung gezeigt.

Es ist nicht einfach, solche Schwächen loszuwerden, ohne entsprechende Tugenden zu entwickeln. Um eine Angst loszuwerden, braucht es neben Mut oft auch die Demut und das Vertrauen in die höhere Macht, bzw. den Glauben an Gott.

Tugenden und höhere Gefühle und Bedürfnisse wie Liebe, Wahrheit und Mitgefühl werden von allen spirituellen und religiösen Schulen zentral gestellt. Sie gelten als Überwinder des Bösen schlechthin. Angst, Hass, Neid etc. können nicht gegen sie bestehen.

Gesundheit bedingt ein harmonisches Zusammenwirken der Wesensglieder. Negative Emotionen bewirken Dys-harmonie. Zu starke Verhaftung dieser Emotionen im Lebendigen verursacht Schmerzen, zu schwache hingegen Gefühllosigkeit.

---

20 Edward Bach 1886 - 1936

Wir sehen hier deutlich die Gesetzmässigkeit, dass stets das höhere Wesensglied auf das jeweils niedrige wirkt. Das geistige, das Ich, wirkt auf die Gefühle, die wiederum den Lebensleib prägen. Dieser bestimmt die Funktionen des physischen Körpers.

Jenes Ich als geistiger Wesenskern ist am schwierigsten zu erfassen. Es durchdringt und bearbeitet den Organismus, d.h. alle seine anderen Wesensglieder. Das Feuer, bestehend aus Licht und Wärme, ist sein Element.

Das Ich ermöglicht uns den aufrechten Gang, Sprache und begriffliches Denken. Das Denken bringt Licht ins Dunkle der Ahnungen und Gefühle; denken wir nur an Ausdrücke wie «Geistesblitz» oder «mir geht ein Licht auf».

Durch denken und wahrnehmen lernen wir zu erkennen und gewinnen dadurch geistige Freiheit. Sinnhaftigkeit, Werte und Ziele bestimmen unser Leben. Ohne Erkenntnis macht Freiheit keinen Sinn. Wenn ich nicht weiss, was ich tue und wieso ich es tue, ist es auch nicht sinnvoll, tun zu können was ich will.

Wir sind heute frei, das ganze Leben lang weiter zu lernen. Wir brauchen Selbsterkenntnis und sollten uns täglich darin üben, vor allem, wenn wir anderen Menschen helfen wollen. Die Menschheit als Ganzes steht heute am Beginn des Erwachsenenalters, des geistigen Erwachens.

Wir können lernen, jeden Menschen als geistiges Wesen zu sehen und auf dieser Stufe gleichberechtigt zu akzeptieren. Das ist der Sinn der Worte: «Vor Gott sind alle Menschen gleich.» Wenn wir mit Menschen arbeiten, sollten wir diesen Aspekt nie aus den Augen verlieren. So kann jede therapeutische Arbeit zur geistigen Bereicherung beider Seiten werden.

Die Tabelle zeigt noch einmal schematisch das Modell der vier Wesensglieder.

	Wesensglieder	Kräftebereich	Fähigkeiten
Mineralreich	Physischer Leib	Schwerkraft Zerfall (Entropie)	Physische Leistungsfähigkeit Sinnliche Wahrnehmbarkeit
Pflanze	Ätherleib Bildekräfteleib	Aufbau Lebendigkeit Leichtigkeit strömen, fliessen	Stoffwechsel- Fortpflanzung Gesundheit erhalten Ausgeglichenheit
Tier	Astralleib Seelenleib	Instinkt, Emotion Sympathie - Antipathie	Sinneswahrnehmung Äussere Beweglichkeit
Mensch	Ich-Organisation	Sinn, Werte, Ziele	Aufrechter Gang Ich-Bewusstsein Reflexion Entscheidung

Das harmonische Zusammenspiel der Kräfte der Wesensglieder - wieder eine Art Regulation - bildet die Basis für körperliche, seelische und geistige Gesundheit. Wir sehen hier eine klare Hierarchie: Die Kraft des Geistes gestaltet den psychischen Leib, dieser nährt und reguliert den Lebensleib, und der wiederum baut und erhält den physischen Leib.

Lebenskraft

Der leider noch immer am wenigsten erforschte, von der herrschenden Naturwissenschaft gar ganz geleugnete Bereich, umfasst die Sphäre, die R.Steiner als Aether-, oder Lebensleib bezeichnet hat. Im Grunde handelt es sich um die hochkomplexen energetischen Strukturen, die den physischen Leib versorgen und regulieren. Es sind Energien, die so hochfrequent schwingen, dass sie bis jetzt messtechnisch gar nicht direkt erfasst werden können.

In Indien sind sie längst bekannt als Prana, in Ostasien als Chi oder Ki und in Hawaii als Mana. All diese Begriffe stehen für Lebenskraft bzw. Lebensfunktion.

Die Funktionen des Lebensleibes sind einfach das, was gemeinhin unter Physiologie verstanden wird. Wie die Schwerkraft innerhalb eines Organismus durch Leichtigkeit aufgehoben wird, sind die Wachstums-, Erhaltungs- und Fortpflanzungskräfte der Entropie, d.h. dem Zerfall der Materie, übergeordnet.

Einer der grossen Pioniere der naturwissenschaftlichen Erforschung des Ätherischen war Wilhelm Reich[21]. Leider wurde seine Tätigkeit als Naturforscher 1957 jäh unterbrochen, als er in den USA ins Gefängnis gesteckt wurde, wo er nach kurzer Zeit verstarb. Alle Bücher, die den Begriff «Orgon», Reichs Bezeichnung der Lebenskraft, enthielten, wurden verboten und verbrannt. Er ist nie rehabilitiert worden. Zum Glück sind inzwischen einzelne seiner Schriften wieder erhältlich.

---

21   Wilhelm Reich 1897 - 1957

Ironischerweise scheint er der gleichen Seuche zum Opfer gefallen zu sein, die er schon in seiner frühen Schaffenszeit als Psychoanalytiker beschrieben hat. Es handelt sich um die krankhafte Neigung von Menschen, andere lächerlich zu machen, abzuwerten, zu diffamieren, auszugrenzen und schliesslich zu töten. Er hat dies «emotionale Pest» genannt und diese auch mehrfach am eigenen Leib erfahren: Er wurde von den Nazional-sozialisten verfolgt, von den Kommunisten und Psycho-Analytikern ausgeschlossen und schliesslich von einem amerikanischen Gericht zu einer Gefängnisstrafe verurteilt, welche er nicht überlebte.

Reich betonte stets die Einheit der Natur, und dass die heute so fragmentierte Wissenschaft ihr niemals gerecht werden könne. Er hat nicht auf blossen Theorien aufgebaut, sondern unermüdlich all seine Aussagen experi-mentell überprüft.

Mehrere seiner Entdeckungen bergen ein Potential, welche die gängige Biologie und andere Naturwissenschaften revolutionieren werden. Eine bis heute kaum beachtete Entdeckung waren energetische Strukturen, die er Bione nannte. Reich erhitzte anorganische Materie, z.B. Sand bis zur Weissglut und gab sie in eine sterile Nährlösung. Nach einer gewissen Zeit konnte er unter dem Mikroskop blaue Gebilde erkennen, woraus sich Zell-ähnliche Strukturen bildeten, die schliesslich zu pulsieren begannen. Er konnte also buchstäblich zeigen, wie mit Hilfe von Licht und Wärme neues Leben entsteht. Ein geradezu revolutionäres Bild, das noch immer auf Bestätigung[22] wartet.

---

22   Wilhelm Reich, «Die Entdeckung des Orgon»

Reichs unermüdliches Forschen hat trotz Diffamierung schon wunderbare Früchte getragen. Es gibt immer wieder Menschen, die sich nicht scheuen, Tabus aufzugreifen.

Schon vor vielen Jahren las ich von Roland Plocher[23], der bereits in den Achzigerjahren mit Reich'scher Technologie Gewässer saniert hatte. Bei den Bauern gewisser Gegenden war er bestens bekannt, weil durch Zusetzen seines Produktes die Gülle für das Bodenleben verträglicher wurde und auch ihren penetranten Geruch verlor.

Als ich dem Namen «Plocher» dann später wieder begegnete, erlebte ich selber ein kleines Wunder. Schon etwa 14 Tage nach der ersten Anwendung mit «Plocher Flüssighumus» verwandelte sich die schwere, lehmige Erde meines Gartens zu lockerem und krümeligem Humus.

Bernd Senf[24] hatte bereits als Wirtschaftsprofessor wichtige System-Zusammenhänge aufgedeckt[25] und einem deutschsprachigen Publikum zugänglich gemacht. Sein Buch «Die Wiederentdeckung des Lebendigen» beschreibt neben Reichs Forschung auch die Arbeiten von Georges Lakhowsky[26], Viktor Schauberger[27] und anderer. Seine zahlreichen Vortragsreihen sind auf Youtube verfügbar.

Auch viele weitere Wissenschaftler haben sich mit den Wirkungen der Lebenskraft auseinander gesetzt und neue Anwendungs-Möglichkeiten entdeckt. Ehrenfried Pfeiffer[28], ein Basler Chemiker und Schüler Rudolf Steiners, schuf

---

23 Roland Plocher 1940 - 2021

24 Bernd Senf www.berndsenf.de

25 Bernd Senf «Der Nebel um das Geld»

26 Georges Lahakovsky 1870 – 19 42

27 Viktor Schauberger 1885 – 1958

28 Ehrenfried Pfeiffer 1899 - 1961

eine Methode der Qualitätsbestimmung von lebendigen Stoffen. Er fand im Kupferchlorid ein Salz, das beim Auskristallisieren sehr differenzierte und reproduzierbare Bilder ergab, wenn er der Lösung einen Tropfen der zu untersuchenden Substanzen beigab. So lassen sich nicht nur Qualitätsunterschiede verschiedener Nahrungsmittel zeigen, sondern durch die Untersuchung eines Bluttropfens auch differenzierte Aussagen zu Gesundheit und Krankheit des Menschen machen.

Der heute wohl populärste Wasserforscher, Masaru Emoto[29], beobachtete eingefrorene Wasserkristalle unter dem Mikroskop. Die schönen hexagonalen Strukturen der Eiskristalle zeigen deutliche Qualitätsunterschiede, je nachdem welchen Einflüssen das Wasser vorher ausgesetzt war. Emoto konnte zeigen, dass sogar Gedankenkräfte diese Formen beeinflussten.

Vor vielen Jahren stand ich mal fasziniert vor den Eisblumen an der Plastikwand eines Tomatenhauses, die offensichtlich geprägt waren von den Pflanzen, die bereits ein paar Wochen zuvor abgestorben waren.

Es stimmt bedenklich bis traurig, wie vehement und mitunter bösartig die herrschende Wissenschaft alles ablehnt, was mit Lebensenergie zu tun hat.

Der Basler Arzt Ernst Marti, ein weiterer Schüler Rudolf Steiners, hat sich auf ganz andere Weise intensiv mit der Welt des Ätherischen befasst[30]. Er beschreibt vier Sphären, analog den vier Elementen des Physischen - Erde, Wasser, Luft und Feuer. Interessanterweise scheint die oben

---

29   Masuro Emoto 1943 - 2014

30   Ernst Marti – Die vier Äther

erwähnte Bion-Forschung von Wilhelm Reich das Modell des Lebendigen von Marti und Steiner zu bestätigen. Hier eine kleine Zusammenfassung, die mir für das Verständnis alles Folgenden wesentlich scheint.

Wo Feuer die Substanz verzehrt, Stoffliches vergehen lässt, bringt es der Wärmeäther zur Erscheinung. Wärme durchdringt alle Materie und umgibt jedes Lebewesen mit einer Schutzhülle. Hellsichtige beschreiben beim Menschen eine Ei-förmige Aura. Darin eingeprägt ist das „geistige Leben" dieses Menschen. Gedanken, Werte und Ziele bilden sich darin ab.

Diese Aura bildet den «heiligen Raum», den die meisten instinktiv fühlen; der sich sofort unangenehm bemerkbar macht, wenn jemand ungefragt eindringt. Dieser Raum markiert die persönliche Autonomie und will unbedingt respektiert werden. Das gilt sowohl für Menschen, wie auch für höhere Tiere.

Luft ist elastisch und füllt alle Zwischenräume. Lichtäther ist wie Luft selber unsichtbar, doch im Gegensatz zu dieser breitet er sich geradlinig aus, ist leicht teilbar und lässt sich ablenken. Auch er durchdringt und umhüllt alles Lebendige. Beim Menschen verbreitet sich der Lichtäther als innere Aura 10 – 15cm über die Hautoberfläche.

Dieser Teil der Aura ist Abbild unserer Gefühls-Sphäre. Emotionale Stauungen werden darin gespiegelt und können so den Organismus erheblich belasten. Das wird verständlich, wenn wir uns die vom Kosmos ausgehenden, sog. peripheren Kräfte des Lebensleibes so denken, dass sie uns mit der Schwerkraft des physischen Leibes im Gleichgewicht halten.

Hellsichtige Menschen bestätigen, dass manche Auren regelrechte Löcher und Ausbuchtungen aufweisen, und dass sich Anteile davon auch völlig vom Körper lösen und als «Elementale» frei im Raum schweben können. Diese Aussage muss unbedingt zu denken geben, bestätigen sie damit doch viele alltägliche Phänomene.

Die Barfuss-Therapeutin braucht nicht hellsichtig zu sein, um mit dieser Sphäre arbeiten zu können. Auch der sensibilisierte Tastsinn lässt uns diesen Bereich wahrnehmen.

Wasser verbindet sich, fliesst stetig, der Schwerkraft folgend zum Meer. Es bildet die physische Grundlage allen Lebens. Chemischer Äther oder *Klangäther* hingegen ordnet, trennt und strukturiert. Er bewirkt die chemischen Prozesse im wässrigen Milieu des Körpergewebes. Wie Chemie und Musik hat er auch etwas mit Zahlen zu tun. Er manifestiert sich bei Mensch und Tier als Chi im Meridiansystem. In der traditionell chinesischen Medizin TCM seit Urzeiten bekannt, handelt es sich bei diesem um ein System feinstofflicher Energiebahnen, die nach der Terminologie von Steiner zum Chemischen Äther gehören. Mit seiner feinen Verästelung versorgt es sämtliche Organe, Muskeln und andere Körperstrukturen. Seine Hauptströme verlaufen dicht über und unter der Hautoberfläche und verbinden dabei die sogenannten Akupunkturpunkte oder Tsubos, wie sie im Japanischen genannt werden.

Auch Prof. Worsleys berühmter Vortrag[31] beschreibt Funktionsweisen und Zusammenhänge des Meridian-systems sehr anschaulich.

---

31 Prof. Worsley «Was ist Akupunktur»

Prof. Hartmut Heine[32] hat gewisse Punkte auf den Meridianen genauer untersucht und seine Ergebnisse 1983 veröffentlicht. Bei über 80% der untersuchten Punkte handelt es sich um zylinderförmige Gebilde aus Gefässen und Nerven, welche die Körperfaszie durchbrechen und so einen Durchgang zum weichen Bindegewebe und damit zur Grundsubstanz darunter schaffen. Die Tsubos wie sie im Japanischen genannte werden, weisen eine deutlich erhöhte elektrische Leitfähigkeit gegenüber der umliegenden Haut auf. Es handelt sich offensichtlich um Verknüpfungspunkte des feinstofflichen Meridiansystems mit dem Physischen Leib.

Ein für mich wichtiges Erlebnis war die Begegnung mit Dr. Voll[33]. Der deutsche Arzt und Kenner der chinesischen Medizin hatte eine Methode erfunden, die er Elektroakupunktur nannte.[34]

Ich war damals 18, in der Lehre bei Roche und begeisterte mich für die Errungenschaften der modernen Chemie und Physik. Mein Vater nahm mich wegen meiner schlechten körperlichen Verfassung mit zu Dr. Voll. Was ich bei ihm erlebte, stellte mein damaliges Weltbild auf den Kopf.

Er arbeitete mit einem relativ einfachen Gerät, mit dem er den Hautwiderstand der Tsubos messen konnte. Neben dem Zeigerinstrument gab es einen Lautsprecher, der bei geringem Zeigerausschlag einen tiefen und bei vollem Ausschlag einen hohen Ton erzeugte.

---

32 Hartmut Heine 1948 - 2016
33 Reinhold Voll 1909 - 1989
34 Dr. R.Voll «Elektroakupunktur»

Der Lautsprecher gab bei den meisten Punkten einen etwa gleich hohen Ton von sich, was Dr. Voll jeweils mit einem zufriedenen Nicken quittierte.

Einige Punkte «tönten» jedoch etwas tiefer und einer dann sehr tief. Der Erklärung, dass der mit diesem Punkt in Verbindung stehende Meridian «nicht in Ordnung» sei, konnte ich noch folgen. Offensichtlich war der Hautwiderstand an dieser Stelle verändert. Das war für mich noch leicht zu verstehen; neben Chemie war ja Elektronik mein Lieblingsgebiet.

Darauf öffnete Dr.Voll einen grossen Schrank, in dem Hunderte von Ampullen in Reih und Glied standen. Er ergriff einige von ihnen und steckte sie versuchsweise nacheinander auf einen Aufsatz auf dem Messingrohr in meiner Hand. Dazwischen wiederholte er die Messungen. Das Ergebnis setzte mein «naturwissenschaftliches Verständnis» vollkommen schachmatt: Etwa fünf der Ampullen in dem Messingrohr genügten, um all die Messpunkte zu normalisieren.

Wie war so etwas möglich? Ohne direkte Berührung mit dem Inhalt dieser Ampullen, reagierte mein Körper ganz offensichtlich auf sie.

Voll erklärte, dass diese Ampullen die für mich nötigen Heilmittel enthielten und schrieb ein entsprechendes Rezept. Ich bekam darauf eine bestimmte Zeit lang wöchentlich eine Spritze mit diesen Mitteln.

Ich weiss nicht mehr, ob mir das damals geholfen hat, ich war ja auch nicht besonders krank. Ich weiss aber noch genau, wie mein kleiner Bruder durch die Methode von Dr. Voll von seiner Epilepsie geheilt worden ist.

Das Erdelement schliesslich, bestehend aus Steinen, Metallen und Salzen, ist fest und räumlich erstarrt. *Lebensäther* heisst die eigentlich belebende Kraft und durchdringt alle Innenräume. Feste Körper können geteilt werden, Lebensäther fügt zusammen. Er ist das heilende Prinzip, was zum Beispiel bei Verletzungen des physischen Leibes so schön zum Ausdruck kommt. Er bestimmt auch die Orientierung im Raum oben-unten, links-rechts, vorne-hinten.

Die unmittelbare Wahrnehmung des Lebensäthers ist uns zwar verborgen, doch paradoxerweise spüren wir bei einer Berührung sofort, ob da Leben ist oder nicht. Jeder, der andere Menschen physisch berührt, wirkt auch auf die eine oder andere Art direkt auf den Lebensäther ein. Entscheidend ist dabei das Bewusstsein, mit welchem er arbeitet. Je differenzierter seine Wahrnehmung, desto tiefer wird die Wirkung sein.

Was ich für die einzelnen Bereiche modellhaft dargestellt habe, durchdringt sich natürlich im realen Leben. Wie das Wasser die Erde benetzt und die Luft befeuchtet, durchdringt auch der Klangäther den Körper und wird von der Aura des Lichtäthers beeinflusst. In der Natur zeigen sich die Übergänge stets fliessend.

Mineralstoffe

Um sich in der physischen Welt zu verankern, braucht ein lebendiges Wesen Mineralstoffe. Auf diesem, zum Teil äusserst subtilem Gerüst baut der Organismus mit Hilfe von Kohlenstoff, Wasserstoff, Sauerstoff und Stickstoff fast alle weiteren Substanzen des Körpers.

Dabei sind praktisch alle chemischen Elemente der Erde auch im menschlichen Organismus vertreten. Die Verteilung dieser Bausteine reicht von ein paar Kilogramm Calzium über ein paar hundert Gramm Natrium und Kalium bis zu den Spurenelementen in Konzentrationen von Milli- und Mikrogrammen und darunter.

Der Arzt, Homöopath und Biochemiker Dr. Schüssler[35] hat erkannt, dass die Mineralstoffe nicht nur Strukturen bilden, sondern – in entsprechender Verdünnung – auch für eine Vielzahl von verschiedenen Funktionen notwendig sind.

Er hat die Wichtigsten davon benannt und in homöopathischen Verdünnungen der Heilkunde zur Verfügung gestellt. Seine Nachfolger haben bis heute sein System von 12 Salzen auf bisher 27 erweitert. Bis auf zwei, Silicea und Selen, handelt es sich um Salze, das heisst, um Stoffe, die aus einem Säurerest und einem Basenrest bestehen. Sie alle sind auch Bestandteile unseres Körpers, was bedeutet, dass wir uns mit den Schüsslersalzen nichts Fremdes zuführen.

Es geht bei dieser Therapieform darum, die (aus irgendeinem Grund) erlahmten Funktionen dieser Stoffe wieder anzuregen. Darum auch die sehr starken Verdünnungen D6 und D12. Die dahinter liegende Theorie[36] zu verstehen ist nicht schwer, was diese Mittel für die Barfuss-Therapeutin attraktiv macht. Mit diesem Wissen und mit Hilfe der im vierten und fünften Kapitel vorgestellten Testmethoden kann sie bereits eine hochwirksame Therapieform anbieten.

---

35 Dr. Wilhelm Heinrich Schüssler 1821 - 1898
36 https://www.Biochemie.ch

Mit Schüsslersalzen können naturgemäss keine stofflichen Defizite ausgeglichen werden. Ein paar wenige Mineralstoffe brauchen unter Umständen substanzielle Dosierungen[37] um ernährungsbedingte Mangelerscheinungen auszugleichen. Wenn der Therapeutin hochwertige Produkte zur Verfügung stehen, wird es ihr nicht schwerfallen, die jeweils passende Auswahl und Dosierung auszutesten.

Das gleiche gilt für alle Nahrungsergänzungen, die wirklich Sinn machen, d.h. eine gute Wirkung haben, ohne den Organismus zusätzlich zu belasten. Mit ein paar Ausnahmen[38] gilt hier: Weniger ist mehr!

Das Mikrobiom

Mikroorganismen gelten heute als kleinste Einheiten des Lebens. Die bekanntesten sind Pilze, Bakterien und Viren, wobei letztere kein selbständiges Leben mehr zeigen und in diesem Sinne auch nicht als Organismen bezeichnet werden können.

Viele denken noch heute zuerst an Krankheiten, wenn von Mikroben die Rede ist, obwohl es schon zur Allgemeinbildung gehört, dass sie nicht nur die ältesten Bewohner der Erde, sondern auch die Wichtigsten sind.

Alle höheren Lebewesen sind auf sie angewiesen und können ohne sie nicht leben. So gibt es auch im mensch-

---

37 Substanzielle Dosierung sind in der Regel im Miligramm-Bereich im Gegensatz zu homöopathischen, die weit darunter liegen.

38 Bei akuten Krankheitsfällen kann es auch sinnvoll sein, gewisse Stoffe in hohen, bis sehr hohen Dosen zuzuführen. Mir bekannte Beispiele sind Vitamin C und D, sowie Natriumbikarbonat. Dieses Vorgehen erfordert jedoch sehr genaue Fachkenntnisse.

lichen Organismus Billionen davon. Wie viele genau, kann niemand sagen. Die Schätzungen gehen weit auseinander. Wahrscheinlich gibt es sogar mehr davon als eigentliche Körperzellen.

Sie finden sich überall im und auf dem Körper. Jede Stelle hat ihre eigene spezifische Population, die genau dort und nirgendwo sonst in dieser Zusammensetzung auftritt. Im Mund sieht es anders aus als im Magen, im Dünndarm anders als im Dickdarm. An den Händen anders als an den Füssen. Und, und und...

Langsam beginnen wir zu begreifen, wie wichtig sie für uns sind, und welcher Schaden durch unsachgemässen Einsatz von Antibiotika angerichtet worden ist und noch immer wird.

Schon in der Mitte des 19.Jahrhunderts hatte Antoine Béchamp[39] auf die Wichtigkeit eines gesunden Milieus hingewiesen. Dieses beherbergt stets die passenden Mikroben, die miteinander in Symbiose leben. Geraten - im ansonsten gesunden Organismus - mal andere dazu, werden diese problemlos integriert oder notfalls unschädlich gemacht.

Natürlich gibt es, wie überall in der Natur, auch Spezies, die dem Menschen gefährlich werden können, doch im Grunde geschieht das nur, wenn sein inneres Milieu geschwächt ist, und sie an Orte gelangen, wo sie nicht hingehören.

In früheren Zeiten, vom Mittelalter bis ins späte 19.Jahrhundert, lebten die Menschen oft dicht gedrängt in prekären hygienischen Verhältnissen. Kein Wunder, dass

---

39 Antoine Béchamp 1816 -1908

sich Fäulnis-bildende Krankheitserreger in Wasser und Nahrungsmitteln ausbreiten konnten und zusätzlich von Flöhen und Ratten verschleppt wurden.

Heute erleben wir das andere Extrem. Antibiotika und Desinfektion stören und dezimieren die natürliche Besiedelung und machen so erst recht unerwünschten Keimen Platz. Dieses Phänomen sehen wir sowohl beim Fusspilz im öffentlichen Schwimmbad, wie bei den sogenannten Krankenhauskeimen, denen bereits Millionen von Menschen zum Opfer gefallen sind.

In diesen Bereichen findet zur Zeit ein grosser Paradigmenwechsel statt. Es könnte sein, dass sich letztlich Erkenntnisse durchsetzen, die heute noch verschwiegen oder lächerlich gemacht werden.

So hat der oben erwähnte Dr. Bach schon vor hundert Jahren herausgefunden, dass gewisse Mikrobenstämme im Darm bestimmten Charaktereigenschaften zugeordnet werden können. Er hat auch gezeigt, dass durch Verändern des Darmmilieus sich psychische Störungen verbessern lassen.

Heute, nach der Entdeckung des enterischen Nerven-systems, des sogenannten Bauchhirns mit seinen 100 Millionen Nervenzellen, dessen entsprechenem Milieu und den daraus erzeugten Hormonen, bestätigen sich die Erkenntnisse Dr. Bachs.

Wie schon im ersten Kapitel ausgeführt, hat sich auch Wilhelm Reich intensiv in die Welt der Mikroorganismen vertieft und dabei die erstaunliche Beobachtung gemacht, dass sie sich ständig aus zerfallender Materie neu bilden. Ein diametral anderes Bild, als wir in der Schule gelernt haben! Reich liess sich durch die alten wissenschaftlichen Dogmen nicht beirren und gelangte so zu weiteren wichtigen Einsichten um Gesundheit und Krankheit.

Als wichtigen Forscher unserer Zeit möchte ich noch Teruo Higa[40] erwähnen. Er fügte verschiedene Stämme von Photosynthesebakterien, Milchsäurebakterien und Hefepilzen zusammen und schuf damit eine Art Verstärker aller guten Eigenschaften von Mikroben. Er nannte die Mischung «Effektive Mikroorganismen», abgekürzt und heute weltweit bekannt als EM. Tatsächlich entfalten diese in manchem Milieu eine gesundende Wirkung, sei es im Kompost, im Darm oder im Wasser.

Die speziellen Anwendungen von EM reichen von der Landwirtschaft, über den Haushalt bis zur Mundhygiene.

Die Theorie dazu tönt einfach, aber einleuchtend: Es gibt unter den Millionen verschiedener Arten nur wenige, eher unangenehme «Gesellen», z.B. Fäulnisbakterien. Dafür existieren am andern Ende der Skala ein paar sehr nützliche; eben solche, wie sie Higa zu EM vereinigt hat. Es braucht in der Regel nur wenige davon, um wieder ein gesundes Milieu zu schaffen.

Die Praxis bestätigt diese Theorie. In unserem Haushalt ist die Zeit der stinkenden Siphons und Küchenlappen und des klebrigen Hausstaubs vorbei, seit eine Sprühflasche mit EM zur Verfügung steht.

Doch schon unsere Grossmütter wussten Bescheid. Sind es nicht die «EM's» des Sauerkrauts, welche die für den Winter so wichtigen Enzyme und Vitamine aus dem eingelagerten Kohl gebildet haben? Es gibt gute Hinweise

---

40 Teruo Higa geb. 1941

dafür, dass die Menschen in Kulturen, die fermentierte Produkte verwenden, ein besonders hohes Alter erreichen. Wohl deshalb erleben wir heute so viel Interesse an der Herstellung fermentierter Nahrungsmittel.

Mit etwas «gesundem Menschenverstand» brauchen wir uns heute kaum mehr vor Mikroben zu fürchten. Mit den elementarsten Hygieneregeln kommen wir auch ohne Desinfektion aus.

Macht sich trotzdem mal eine Infektion bemerkbar, bietet die Apotheke der Natur eine wunderbare Fülle von Mitteln, die helfen, jene im Schach zu halten. Wie Dr. Higa gezeigt hat: Auch auf dem Gebiet der Mikroben geht es in erster Linie um ein gesundes Gleichgewicht. Dessen Wiederherstellung lässt auch jede Infektion wieder verschwinden.

Aus dem Vorangegangenen wird auch klar, dass Mikroben, wie alle Lebewesen nicht bloss physische Teile sind, sondern einen Ätherleib haben, aus dem sie auch gebildet werden. Das bringt meines Erachtens auch neues Licht auf Infektionen. Besteht ein gutes Immunsystem nicht einfach aus einem starken «Energiefeld», worin allfällig schädliche Keime gar nicht gedeihen können? Dieses sehr einfache Modell erklärt doch anschaulich, wie und unter welchen Bedingungen sich Epidemien ausbreiten können und warum die einen Menschen erkranken und andere nicht.

Die beste Medizin und Gesundheitsvorsorge besteht also darin, ein geeignetes Energiefeld in und um den Menschen aufzubauen. Hochwertige physische und geistige Nahrung, bewährte Naturheilmittel und gesunde, harmonische Bewegung unterbinden die Ausbreitung von Krankheitsherden am besten.

Das Bindegewebe

Das mesodermale Bindegewebe kommt praktisch überall im Körper vor. Es ist deshalb in einem gewissen Sinn das wichtigste Gewebe überhaupt. Es verbindet, nährt alle anderen Gewebe, vermittelt die Kommunikation und entsorgt den Müll. Es ist dem Wasser des Meeres vergleichbar, dem Lebensraum seiner Bewohner. Bezeichnenderweise besteht es ja auch zu einem hohen Anteil aus Wasser. Tatsächlich ähnelt die chemische Zusammensetzung des Gewebewassers (20 – 24% des Körpergewichts) dem Meerwasser stark. Allerdings handelt es sich dabei um hoch strukturiertes Wasser, dessen Eigenschaften sich stark von «normalem Wasser» unterscheiden.

Neuere Forschungen zeigen, dass die Beschaffenheit dieses Wassers in hohem Masse der Energieversorgung dient, Wasser sogar als eigentlicher Treibstoff gesehen werden kann. So wird auch klar, wie wichtig die Qualität des Trinkwassers ist[41].

Die Extrazellulläre Matrix EZM

1975 veröffentlichte Alfred Pischinger, Ordinarius für Histologie und Embryologie an der Universität Wien, sein Werk „Grundregulation". Er beschrieb darin die Funktion der extrazellulären Matrix EZM, dem Hauptbestandteil des Bindegewebes.

---

41 Gerald Pollak: «Wasser viel mehr als H2O»

Obwohl dieses ca. 30% des Körpergewichts ausmacht, wurde es bisher von der modernen Medizin kaum beachtet. Pischinger erkannte darin ein zusammenhängendes und einheitlich reagierendes Ganzes, in dem alle anderen Körperstrukturen eingebettet sind und daraus versorgt werden.

Grundlegend ist die schon früher bekannte Tatsache, dass weder Blut- und Lymphkapillaren, noch die freien Nervenenden einen direkten Kontakt zu den Organzellen haben. All diese Strukturen sind in die EZM eingebettet.

Schon Pischingers Vorgänger, Hans Eppinger, hatte vermutet, dass das Wasser in dieser Matrix in Bewegung sein müsse. Er sprach von innerem Kreislauf. Für den Nährstoff-Transport wird eine beträchtliche Menge Wasser über die Kapillargefässe mit dem Blut getauscht.

Natürlich fliesst das Gewebewasser nicht frei, sondern ist von sehr grossen Molekülen, sog. Proteoglykanen und Glukosaminoglykanen (PG/GAG), gebunden. Daraus resultiert eine Gel-artige Konsistenz der Grundsubstanz, die für Nähr- und Abfallstoffe wie ein Sieb wirkt. Jede Schädigung des Bindegewebes gefährdet so die einwandfreie Funktion der Körperzellen. Die PG/GAG-Komplexe verhalten sich wie Flüssigkristalle, d.h. sie reagieren sensibel auf elektrische Ladung. Deren Gel-artige Konsistenz kann sich dabei ändern, was wiederum Einfluss auf ihren Charakter als Molekularsieb hat.

Kollagene sind stark belastbare Fasern. Sie bilden eine wichtige Komponente der EZM (und damit des Bindegewebes). Sie haben piezoelektrische Eigenschaften, d.h. sie können Druckunterschiede in elektrische Impulse verwandeln, die sie den PG/GAGs weitergeben. Dadurch entsteht im Bindegewebe, unabhängig vom Nervensystem, ein schnelles Informationssystem.

Elastin, das dem Gewebe Elastizität gibt, und Vernetzungsproteine sind weitere Komponenten der EZM. Schliesslich bleiben noch spezielle Bindegewebe- und Abwehrzellen, deren Aufgabe der Auf- und Abbau der aufgeführten Strukturen ist.

So wie der Zustand des Meeres von der Qualität des Wassers abhängt, ist auch die Gesundheit des Körpers in hohem Masse von der Reinheit und Funktionstüchtigkeit des Bindegewebes, bzw. der EZM abhängig.

Viele Krankheitssymptome entstehen aufgrund von verunreinigter EZM. Subtile, aber lebenswichtige Prozesse werden dadurch behindert. Das ist der Grund, warum die Naturheilkunde so viel Wert auf Entgiftung, bzw. Entschlackung legt.

Das Bindegewebe ist für die Barfuss-Therapeutin von ganz zentraler Bedeutung, weil es einerseits an allen Körperprozessen beteiligt, und andrerseits der geschulten sinnlichen Wahrnehmung, vor allem dem Tastsinn, gut zugänglich ist. Notwendig dafür ist ein Training, das jeder und jedem offensteht, die oder der sich vertiefen möchte, um sich und seine Lieben nicht nur im Alltag, sondern gerade bei gesundheitlichen Krisen wirksam helfen zu können.

Der Tonus des weichen Bindegewebes kann sich, je nach Information, innert Sekunden von schlaff zu fest verändern. Obwohl die Grundsubstanz, wie dieses Gewebe auch genannt wird, im ganzen Organismus gleichzeitig reagiert, gibt es doch grosse Unterschiede, wo und wie deutlich diese Reaktionen sich zeigen.

So entstehen die sogenannten Reflexzonen an der Peripherie des Körpers, die mit ihnen zugeordneten Organen verbunden sind. An ihnen spiegelt sich der energetische Zustand der jeweiligen Organe. Über die Reflexzonen können diese therapeutisch beeinflusst werden. Da bietet sich ein breites Spektrum von Anwendungen von der Bindegewebe- und Reflexzonenmassage, bis zur Ohr-Akupunktur.

Für uns aber viel wichtiger ist der therapeutische Befund, den uns diese Zonen vermitteln können. Bedingt durch die natürliche Asymmetrie unserer Organe, zeigen sich kleinste Energieflussstörungen durch eine links-rechts - Asymmetrie des Bindegewebetonus. Das wiederum erleichtert unseren Zugang ungemein.

Shiatsu und Anthroposophie traten fast gleichzeitig in mein Leben und beide prägten mich nachhaltig. Interessanterweise und für mich damals unverständlich reagierte das jeweilige Umfeld eher irritiert. Die Anhänger Steiners hatten ihre «eigenen» Therapien und lehnten das fernöstliche «atavistische» Gedankengut hinter Shiatsu ab. Ähnlich tönte es auf der anderen Seite: Anthroposophie sei zu kopflastig, zu elitär, zu sektierisch.

Der Hinweis eines Freundes machte mich auf die Bücher von Christel Heidemann[42] aufmerksam, die ich sofort bestellte und mit Begeisterung «verschlang». Schon der Untertitel tönte viel-versprechend: «Die Wiederherstellung der Ordnung lebendiger Prozesse».

---

42 Christel Heidemann 1924 - 1998

*Auf wunderbare Weise verknüpfte sie naturwissenschaft-
liche und anthroposophische Erkenntnisse mit der chinesischen Medizin, bzw. deren Meridianlehre. Diese Frau
musste ich unbedingt kennenlernen. Ich schrieb ihr einen
Brief und erhielt prompt auch Antwort und eine Einladung
zu ihren Kursen.*

*Christel Heidemann bewohnte alleine ein kleines Haus am
Rande des Schwarzwalds. An einem sehr nebligen
Herbsttag machte ich mich zum ersten Mal zu ihr auf den
Weg. Ihre Stube war bereits perfekt als Schulzimmer
eingerichtet. Ein Dutzend Teilnehmer, vor allem
Physiotherapeutinnen, wie sich bald herausstellte, warte-
ten gespannt auf den Beginn.*

*Schon in der ersten Stunde ging es um geistige Welten,
Sphären von Engeln und Erzengeln, Throne und
Herrschaften. Mir schwirrte der Kopf. Wohin war ich da
geraten?*

*Frau Heidemann lebte ganz offensichtlich in den von
Steiner beschriebenen geistigen Dimensionen!*

*Doch der praktische Teil dieser zehntägigen Ausbildung
fühlte sich sehr bodenständig an. Hier lernte ich die
Grundlage dessen, was ich seither selber praktiziere: Den
Bindegewebetest kurz BgT.*

*Highlight des Tages war stets die Stunde vor der
Mittagspause. Da kamen die Klienten von Frau Heidemann, oft schwerkranke Menschen, die sie umsonst
behandelte, mit der Bedingung, dass wir als Schüler zu-
schauen und gegebenenfalls assistieren durften.*

*Fasziniert konnte ich sehen, wie deutlich sichtbar sich der
Tastbefund jeweils zeigte. Man konnte tatsächlich sehen,*

wo am Rücken der Patienten die Haut förmlich klebte, wo sie sich gut abheben liess und wo das Gewebe zu schlaff war.

Treffsicher fand sie auch die Tsubos, die, kurz angestrichen, den jeweiligen Rücken in vollkommene Harmonie zurückbrachte. Sie beklebte jene Punkte mit kleinen, pflanzengefärbten Seidenstückchen, was den neuen Zustand stabilisierte.

Nie werde ich die Stimmung vergessen, das «ach und oh» meiner Kolleginnen, wenn schwerkranke Patienten plötzlich wieder Farbe ins Gesicht bekamen, oder krumme Rücken sich aufrichteten.

Die Erfolge von Christel Heidemann hatten sich mit den Jahren weit herumgesprochen. So heilte sie auch zahlreiche Menschen mit Krebs und anderen sogenannt unheil-baren Krankheiten.

Neben dem weichen, das die Zwischenräume füllt, gibt es eine Reihe von speziell strukturiertem Bindegewebe. Das sind Knochen, Sehnen und Bänder. Faszien umhüllen und verbinden Organe und Muskeln. Die Meningen schliesslich - das sind Hirnhäute - schützen und ernähren Gehirn und Rückenmark.

In den folgenden Abschnitten beschreibe ich verschiedene typische Sonderformen des Bindegewebes, die für die Barfuss-Therapeutin eine wichtige Rolle spielen.

Ein wichtiger Pionier der Arbeit mit dem Bindegewebe war der schon erwähnte amerikanische Arzt Andrew Taylor Still, der 1891 die erste Schule der Osteopathie eröffnete.

Die Faszien

Das System der Faszien ist in den letzten Jahren sehr populär geworden. Es handelt sich um den Teil des Bindegewebes, der durch die kollagenen und elastischen Fasern klar strukturiert alle Organe umhüllt und miteinander verbindet. Es zeigt sich als dreidimensionales Netzwerk, in welches alle anderen physischen Strukturen eingehüllt sind. So ist jeder Muskel als Ganzes, und auch jedes seiner noch so feinen Fäserchen, von ihm umsponnen.

Auch dieses System lohnt sich für Therapeutinnen gut zu kennen. Gerade die oberflächlichen, direkt unter der Haut verlaufenden Faszienzüge bilden hervorragende Ansatzpunkte für sanfte Behandlungsformen im Sinne der Barfuss-Therapie. Mit etwas «Fingerspitzengefühl» kann so der Organismus zu einer verbesserten Selbst-Regulation angeregt werden.

Analog den Muskelfaszien bilden die Organfaszien neben äusseren Halt auch das Versorgungssystem der Organe. In ihrem Verlauf liegen Nervenfasern, Blut- und Lymphgefässe sowie die inneren Meridiane. Blockierte Organfaszien bedeuten blockierte Organe. Meistens genügt es, diese aufzuspüren und zu lösen, um den Organen wieder zu voller Funktionalität zu verhelfen.

Knochen

Knochen geben dem Körper Festigkeit, Form und Halt. Gesundheit kann auch aus der Haltung ersichtlich werden. Am Skelett sehen wir den grundlegenden Unterschied des

Menschen zum Tier. Schädel und Wirbelsäule sind beim Menschen vertikal orientiert. Aufrechte Haltung und aufrechter Gang sind Qualitätsmerkmale des Menschen.

Knochen sind nach den Zähnen das dichteste, härteste und stabilste Gewebe. Es ist vor allem das Mineralsalz Calzium-Phosphat, das etwa 2/3 seines Gewichts ausmacht. Durch das zusätzlich eingelagerte Elastin bleibt ein gesunder Knochen bis ins hohe Alter auch elastisch, was ihn vor Brüchen schützt.

Gelenke funktionieren höchst präzise. Schon subtile Fehlfunktionen können den Menschen als Ganzes beeinträchtigen. Hier liegt ein weiteres Betätigungsfeld für Barfuss-Therapeuten. Es geht dabei nicht um Physiotherapeutische Fertigkeiten, sondern um subtile Beweglichkeitsprüfungen, die relativ leicht erlernt werden können.

Das Skelett des Menschen spiegelt seinen tiefsten Selbstwert. An ihm zeigt sich, wer seinen Kopf oben und seinen Rücken gerade behalten kann.

Die Wirbelsäule wird eingeteilt in sieben Halswirbel, zwölf Brustwirbel, fünf Lendenwirbel, dem Kreuzbein und dem Steissbein. Das zwischen den Wirbeln liegende, elastische und in der Mitte galertige Gewebe wird Bandscheibe genannt. Ich sehe die Wirbelsäule jedoch lieber in ihrer Einheit, als ein rhythmisch gegliedertes Ganzes.

Durch die Wirbelsäule verläuft der Spinallkanal, der das Rückenmark schützt. Dieser Teil des Zentralnervensystems bildet die Verlängerung des Stammhirns und endet in der Gegend des ersten Lendenwirbels. Aus jedem Segment der Wirbelsäule bzw. des Rückenmarks wachsen sogenannte

Spinalnerven, welche die umliegenden Organe, Muskeln und Hautareale versorgen.

Auch die Wirbelsäule betont die einzigartige Stellung des Menschen. Aufrichtigkeit ist ein Muss für jeden, der sich um das Wohl seiner Mitmenschen kümmert. Es versteht sich inzwischen von selbst, dass gerade die Wirbelsäule in ihren Qualitäten ein wichtiges Gebiet für Befund und Behandlung darstellt.

Das Craniosacrale System

Gehirn und Rückenmark liegen geschützt in mehreren Schichten von besonderen Bindegeweben. Im Unterschied zum Rest des Körpers liegen da die Knochen gleich unter der Haut. Nur eine dünne Faszie erlaubt eine gewisse Verschiebbarkeit der beiden Schichten. Gleich unter dem Knochen liegt die harte Hirnhaut – die Dura Mater, dann die Spinnwebhaut - Arachnoidea und zu innerst, ans Gehirn angeschmiegt, die weiche Hirnhaut, die Pia Mater.

Die Dura Mater liegt gleich unter der Schädeldecke und ist an gewissen Stellen mit ihr verwachsen. Sie umhüllt auch das Rückenmark und ist dort mit dem Atlas und dem Kreuzbein verbunden. Dazwischen gleitet sie frei im Spinalkanal der Wirbelsäule.

Die Dura Mater besteht aus sehr starkem und derben Bindegewebe und passt sich weitgehend der inneren Form des Schädelknochens an. Die Pia Mater wiederum schmiegt sich weich um Gehirn und Rückenmark. Dazwischen, im Arachnoidalraum zirkuliert das Hirnwasser, der Liquor-Cerebrospinalis, insgesamt etwa 150 ml Flüssigkeit, die das empfindliche Nervensystem schützt.

Die Zusammensetzung des Liquors gleicht der des Blutes, er ist jedoch klar und durchsichtig und enthält fast keine Zellen. Sie gilt als reinste Essenz unseres physischen Wesens.

W. Sutherland[43], ursprünglich Journalist, war einer der ersten Schüler von A.T. Still an dessen Schule für Osteopathie. Er begeisterte sich für die Anatomie der Schädelknochen, der Hirnhäute und des Liquors und deren spezielle Funktionen.

Er erkannte die Bedeutung der freien Beweglichkeit all dieser Strukturen für den ganzen Organismus. Er konstruierte einen Helm, mit dem er bei sich selber einzelne Schädelknochen in ihrer Beweglichkeit blockieren konnte. Er löste damit spezifische, reproduzierbare, physische und psychische Beschwerden aus.

Sutherlands Jahrzehnte-langen Forschungen haben schliesslich zu einer neuen Therapierichtung geführt, der Craniosacral Therapie.

Der eigentlicher Begründer der Craniosacral Therapie war jedoch John Upledger[44], der, nachdem er einen post-graduate Kurs in cranialer Osteopathie besucht hatte, das revolutionäre an Sutherlands Erkenntnissen erfasste, und einem breiteren Publikum zugänglich machte. Er untersuchte die Zusammenhänge um Schädelsphäre, Wirbelsäule, Menningen und dem Zentralnervensystem mit einem interdisziplinären Team an der Universität von Chicago und richtete darauf, unabhängig von den Osteopathen, seinen ersten Kurs für Craniosacrale

---

43 William Garner Sutherland 1873 - 1954
44 John Upledger 1932 - 2012

Therapie ein, der allen, d.h. auch medizinischen Laien, offen stand.

Ich arbeitete – damals noch als Shiatsu-Therapeut - schon länger mit einer Klientin. Sie litt unter rheumatischen Beschwerden am rechten Oberarm. Bei der sogenannten Hara-Diagnose, - der klassischen Shiatsu-Befundung – fand ich immer wieder einen schwachen Dreifach-Erwärmer-Meridian.

Nach meinem ersten Craniokurs, den ich eben absolviert hatte, realisierte ich bei ihr ein in seiner natürlichen Beweglichkeit blockiertes Schläfenbein (Os temporale am Kopf). Der Dreifache Erwärmer zieht über die Sutura Squamosa - die Naht des Schläfenbeins - zum benachbarten Scheitelbein.

Beim Freischaukeln dieser Verbindung bemerkte die Klientin erst eine deutliche Verschlimmerung des Schmerzes am Oberarm, die sich aber bald beruhigte.

Bei der nächsten Konsultation war der Schmerz ganz verschwunden. Sie erinnerte sich, als Kind einen schlimmen Sturz auf den Kopf erlebt zu haben; für mich ein guter Grund anzunehmen, dass ihr Schläfenbein seither in seiner Funktion gestört war.

Es ist interessant zu sehen, wie die Craniosacral Therapie, wie lange Jahre zuvor die Osteopathie, institutionalisiert wurde. Das hat zwar zwei wunderbare Berufsgruppen hervorgebracht, die schon Wesentliches für ein neues Gesundheitsverständnis leisten. Gleichzeitig bleiben jedoch deren wichtigste Erkenntnisse eine Art Geheimwissen; unbeachtet von der Wissenschaft und dem Rest der Gesellschaft.

Barfuss-Therapie will solches Wissen allgemein zugänglich machen. Wichtige Teile von Barfuss-Therapie sind lebendige Anatomie und eine vertiefte Schulung der Wahrnehmung, verbunden mit dem Bewusstsein von elementaren Zusammenhängen.

Das Herz und das Blut

Auch das Blut zählt nach Schulbuch zum Bindegewebe. Zu Recht! Es repräsentiert einige seiner besten Eigenschaften. So durchdringt es mit seinem Kapillarnetz, der sogenannten Endstrombahn, fast den gesamten Organismus und bringt die Nährstoffe in unmittelbare Nähe der Körperzellen. Via EZM versorgt es so die Körperzellen mit Sauerstoff und Nährstoffen und entsorgt es von Kohlendioxid und anderen Abfallstoffen[45].

Die Barfuss-Therapeutin weiss um die wichtigsten Eigenschaften des Blutes. Neben einem sehr präzisen pH-Wert braucht es die richtige *Viskosität*: Es darf nicht zu dick, aber auch nicht zu dünn sein. Natürliche Vitalstoffe wie Basenmittel, OPC etc. können hilfreich sein, diese Eigenschaften zu regulieren.

Ganzheitlich betrachtet, finden wir in einem einzigen Blutstropfen wieder den ganzen Menschen, was sowohl durch die Dunkelfeldmikroskopie wie auch durch die pfeiffersche Blutkristallananlyse sichtbar gemacht werden kann. Dies können mitunter hilfreiche Methoden einer gründlichen Befunderhebung sein.

---

45 Der andere Teil der Abfallstoffe wird von den Lymphkapillaren aufgenommen und weitergeleitet.

Unser Herz wird in allen Kulturen seit jeher als Zentralorgan gesehen. Leider wurde es von der materialistischen Wissenschaft zur Pumpe degradiert, was nur sehr oberflächlich gesehen richtig ist. Der Herzmuskel allein wäre niemals in der Lage, das Blut durch das gesamte, sich wohl weit über 40'000km erstreckende Kapillarnetz, zu pumpen.

Viel wichtiger scheint mir die Bedeutung des Herzens im übertragenen Sinn, der sich zum Beispiel im Ausdruck «das Herz am rechten Fleck haben», zeigt. Es sollte bedenklich stimmen, dass ausgerechnet Herzkrankheiten am häufigsten zu einem frühen Tod führen.

Das Autonome Nervensystem ANS

Es handelt sich um ein unbewusst funktionierendes Kontrollsystem das aus dem Ektoderm entsteht. Es steuert unwillkürliche Funktionen wie Herzschlag, Verdauung, Atmung, Speichelfluss, Schwitzen, Pupillenweite, Harnausscheidung, sexuelle Erregung, und vieles mehr. Es steht über das Stammhirn mit dem Hypothalamus in Verbindung, dem Steuerzentrum autonomer Funktionen. Dabei verarbeitet es auch die eingehenden Informationen aus dem limbischen System, welches für die Emotionen zuständig ist.

Das Autonome Nervensystem besteht aus zwei Sub-Systemen: Das erste heisst Sympathikus und sorgt für Aktivität von Herz und Muskulatur. Er ermöglicht Wachheit, Kampf oder Flucht und bewirkt im Übermass Stress, Verspannungen, Zwangsdenken, Schlaflosigkeit, Gewichtsverlust, hohen Blutdruck, Nervosität, kalten Schweiss und eine gestörte Verdauung.

Der zweite heisst Parasympathikus, oft vereinfacht Vagus genannt, der für Regeneration und Schlaf zuständig ist. Der wichtigste parasympathische Nerv heisst *Vagus*. Er beeinflusst das Herz, die Atmung und die Verdauung und steht ganz allgemein für Regeneration.

Sein entwicklungsgeschichtlich ältester Teil, der «alte, oder dorsale Vagus» bewirkt Erstarrung. Er hemmt die Schmerz-empfindung und bietet in der Natur oft die letzte Überlebenschance, wenn Kampf oder Flucht nicht mehr möglich sind.

Im gesunden Organismus herrscht ein perfektes Gleichgewicht des ANS. Gleichzeitig bildet es wohl die beste Voraussetzung für Gesundheit und Wohlbefinden des Menschen. Die beiden genannten Subsysteme arbeiten zusammen in mannigfaltigen Rhythmen. Tagsüber überwiegt der Sympathikus, nachts der Parasympathikus; aber auch Atmung, Herzschlag und viele andere Funktionen werden vom Zusammenspiel der beiden gesteuert.

Die wichtigste Voraussetzung dafür heisst Sicherheit. Der erste Schritt jeder therapeutischen Intervention muss also darin bestehen, der Klientin Sicherheit zu vermitteln. Gerade im Rahmen von Körperarbeit müssen wir uns bewusst sein, wie wichtig es ist, vor jedem Eindringen in ihren persönlichen Raum und damit natürlich vor jeder physische Berührung, ihr Vertrauen zu gewinnen.

Die Haut

Die Haut, unsere physische Grenze und flächenmässig grösstes Organ, wird oft unterschätzt, wenn wir an ihre mannigfaltigen Funktionen denken. Grosse Werke sind über sie geschrieben worden. Hier nur weniges zu Aufbau und Funktionen:

Generell lassen sich drei Schichten unterscheiden:

- Die Epidermis, die oberste, ektodermale Schicht ist nicht durchblutet und besteht aus wenigen Lagen sogenannter Plattenepithel- und Pigmentzellen, die von unten her durch Zellteilung nachwachsen, während sie aussen verhornen und abgestossen werden.

- Die mesodermale Coriumhaut wiederum ist stark von Blut- und Lymphgefässen versorgt. Sie bildet die durch die Epidermis durchscheinende Oberflächenstruktur.

- Die Unterhaut besteht aus lockerem Bindegewebe, die eine gewisse Verschiebbarkeit zu den darunterliegenden Schichten von Muskulatur und/oder Knochen zulässt.

Wieder steht Schutz und Sicherheit an oberster Stelle. Die Haut reguliert Wärme- und Wasserhaushalt und ist atmungsaktiv. Auch auf ihrer Oberfläche leben unzählige Mikroorganismen mit wichtigen Funktionen. Bei der Körperpflege sollte dies berücksichtigt werden.

Reflexzonen und Meridiane

Wie schon erwähnt, projizieren sich die ätherischen Qualitäten der einzelnen Organe holographisch auf der Hautoberfläche und zeigen sich da als Reflexzonen. Das heisst, wir finden auf fast beliebigen Oberflächen wieder die Gesamtheit jener Organe, was therapeutisch von unschätzbarem Wert ist.

Das oben beschriebene Meridiansystem verteilt sich über, bzw. dicht unter der gesamten Hautoberfläche. Beschrieben werden je zwölf Hauptmeridiane links und rechts, die meist den Namen der zugeordneten Organe tragen, und dazwischen die beiden Sondermeridiane Tou Mo und Jenn Mo. Dazu kommen weitere Sondermeridiane in Betracht.

Für die Therapie wichtig ist die Flussrichtung der Energie. Sie strömt in den sogenannten Yin Meridianen von unten nach oben und in den Yang Meridianen von oben nach unten. Bei dieser Darstellung muss man sich den Menschen mit nach oben gestreckten Armen vorstellen. Die Flussrichtung zu kennen ist insofern wichtig, weil jedes Streichen über die Hautoberfläche diesem Fluss entlang anregt oder in umgekehrter Richtung hemmt.

Zusammenfassung

Schon A.T.Still hat erkannt und postuliert, dass Struktur und Funktion eines Organismus einander bedingen und nicht künstlich voneinander getrennt werden sollten. Für die Therapeutin sind gute Kenntnisse in Anatomie und Physiologie sehr wichtig. Diese liefern eine Art geistiger Landkarten, welche ihr helfen, zusammen mit ihrer

Wahrnehmung, zu einem umfassenden Bild des Organismus zu kommen. So erkennt sie am besten, in welchen Bereichen sich konkrete Störungen befinden, und wie sie sich allenfalls lösen lassen.

Die beschriebenen Modelle von R.Steiner sind einfach und logisch aufgebaut. Sie eignen sich deshalb hervorragend, den lebendigen Teil zu zeigen, den Teil also, der zwar nicht gesehen werden kann, doch der geschulten Wahrnehmung durchaus zugänglich ist.

Mineralstoffe bilden einerseits das physische Grundgerüst jedes Organismus und haben ausserdem funktionelle Aufgaben. In homöopathischer Verdünnung bilden sie also auch ein wichtiges Bindeglied zwischen physischem Leib und Lebensleib.

Dass zu jedem höheren Organismus auch unzählige Mikroben gehören, ohne die jener nicht leben könnte, ist inzwischen hinlänglich bekannt. Dennoch werden sie oft weiterhin als Feinde betrachtet. Mit der zügellosen Verwendung immer giftigerer Antibiotika wird nicht nur das Leben der einzelnen Patienten geschädigt, sondern sogar ganzer Ökosysteme gefährdet. Die Barfuss-Therapeutin setzt statt dessen ihr ganzes Wissen und Können in den Aufbau und Erhalt eines gesunden Milieus.

Das Herz, unser Zentralorgan besteht physisch aus Geweben aller drei Keimblätter. Das moderne Leben im Materialismus hat es mit sich gebracht, dass heute 60% aller Todesfälle direkt mit dem Herzen in Beziehung gebracht werden. Ein Grund mehr, sich dem Lebendigen zuzuwenden und versuchen «mit mehr Herz» zu leben.

Das autonome Nervensystem ANS reguliert alle unbewussten Prozesse im Organismus. Ein harmonisches Zusammenspiel der beiden «Äste» Sympathikus und Parasympathikus bedeutet auch innere Ausgeglichenheit und Gesundheit.

Drittes Kapitel
Was macht krank?

Wie im ersten Kapitel gezeigt, beruhen ausnahmslos alle natürlichen Prozesse auf Regulation. Dieses Prinzip findet sich überall im Kosmos und ist sowohl in Planetensystemen wie in der Welt der Atome gültig. Alles und jedes hat sein richtiges Mass.

Einzig der Mensch hat mit seinem Wirken eine Masslosigkeit erreicht, die nicht nur die Natur um ihn zerstört, sondern auch seine eigene Existenz gefährdet. Diese Masslosigkeit erinnert an ein bekanntes Krankheitsbild. Kein Wunder ist Krebs heute eine der häufigsten Todesursachen.

Als Krankheit wird üblicherweise all das bezeichnet, was Verhaltens-, Funktions- oder gar Gewebeveränderungen und oft Schmerzen verursacht. Wir sprechen von Krankheit, wenn der Stresspegel von Symptomen hoch und unsere Befindlichkeit ausserhalb des Komfortbereichs geraten ist. Dies kann äussere Ursachen, wie Gifteinwirkung oder Unfall haben, doch die meisten Krankheiten werden durch chronische emotionale Dysbalance verursacht.

Ich gehe völlig einig mit allen, welche die Bedeutung gesunder Bewegung und Ernährung betonen, weise jedoch darauf hin, dass unsere oft ungesunde Lebensweise eben auch wieder eine Folge von Disharmonie im sozialen Leben ist. Praktisch alle Menschen leiden heute unter sogenannten Entwicklungstraumata. Vieles ist von unseren Vorfahren geerbt und bedarf letztlich historischer Aufarbeitung.

Individuelle Traumata können bereits in der Schwanger-schaft entstehen, die meisten jedoch während und kurz nach der Geburt. Weitere entstehen durch medizinische Eingriffe und Erziehungsmassnahmen. Wohl jede(r) von uns hat sie vielfach erlebt. Was vorerst wie eine unge-heuerliche Behauptung klingt, ist inzwischen gut belegt.[46]

Meine eigene Schulzeit war qualvoll. Ich tat mich in den meisten Fächern schwer, und nur mit Mühe schaffte ich wenigstens den Übertritt in ein Pro-Gymnasium (bei uns Bezirksschule). Für das kleine Einmaleins brauchte ich drei Jahre, für ein Fehler-freies Deutsch noch einiges mehr und Französisch als Fremdsprache war für mich die Katastrophe.

Kürzlich erlebte ich einen Vortrag des bekannten Schulreformers Ricardo Leppe[47]. Eindrücklich zeigte er mit vielen Beispielen, wie der gesamte Grundschulstoff in einem Bruchteil der heute gebrauchten Zeit auch ver-mittelt werden könnte; und dies ohne Traumata.

Die Medizin macht Diagnosen, d.h. sie gibt verschiedenen Krankheitsbildern einen Namen. Das ist praktisch, weil dann alle mit der gleichen Diagnose auch gleich behandelt werden können. Dies widerspricht jedoch unserer thera-peutischen Haltung. Wir behandeln ja nicht Krankheiten, sondern Menschen.

Eine Diagnose kann sogar problematisch wirken, wenn die Prognose gleich mitgeliefert wird; dies besonders in Fällen, wo die herkömmliche Medizin machtlos ist, bzw. nur mit extrem invasiven Methoden einen gewissen Erfolg ver-

---

46 Laurence Heller/Aline Lapierre «Entwicklungstrauma»
47 https://www.wissenschafftfreiheit.com

spricht. Der Prozess wird dann festgehalten im Teufelskreis einer sich selbst erfüllenden Prophezeiung. Bei manchen Krankheiten heisst es dann einfach «unheilbar!» Eine solche Prognose-Diagnose raubt nicht nur Hoffnung, sondern lähmt auch die Selbstregulation bzw. die Selbstheilung. Gemeint ist der sogenannte Nocebo-Effekt.

Die verschiedenen Krankheitsbilder werden eingeteilt in: Ursache bekannt – Ursache unbekannt. Werden Mikroorganismen oder Viren festgestellt, gelten diese als Ursache. So wird HIV als Ursache von AIDS gesehen, sonstige Viren als Ursache von Grippe, Herpes, Lungenentzündungen und vielen anderen Krankheiten.

Eine ketzerische Frage: Könnte es sein, dass im Falle der Mikroben die Feuerwehr des öfteren mit dem Brandstifter verwechselt wird?

Bei den Krankheiten ohne Mikroben-Beteiligung wie Diabetes, Krebs oder Depression werden eher Risikofaktoren genannt. Rauchen, Stress, Adipositas u.v.m. erhöhen zwar die Wahrscheinlichkeit krank zu werden, doch dürfen Risikofaktoren nicht mit Ursachen verwechselt werden. Die Aussage: «Rauchen verursacht Lungenkrebs» ist schlicht falsch. Nur ein kleiner Teil der Raucher entwickelt dieses Krankheitsbild.

Statt Diagnosen zu stellen, versucht die Barfusstherapeutin möglichst präzise einen momentanen Zustand zu beschreiben. Wie geht es diesem Menschen im Moment? Wie ist die Befindlichkeit im Tagesverlauf? Wie ist sein Schlaf? Welche Organe könnten betroffen sein? Gibt es Schmerzen oder Sensibilitätsänderungen? Wie ist die Wärmeverteilung? Gibt es Schwellungen oder Gewebeveränderungen? Wie sieht die Haut aus? Wieviel Stress gibt es in seinem Leben und wie reguliert er diesen? Etc..

Sie interessiert sich auch für seine Lebensumstände, seine Familie, seine berufliche und soziale Situation. Wie erlebt und verarbeitet er Konflikte? Wie ist seine Vorgeschichte? Wie hat der Mensch bisher gelebt? Wie war seine Kindheit, seine Beziehungen zur Familie, zur Mit- und Umwelt? Was ist ihm widerfahren? Welche Krankheiten hat er schon durchgemacht? Hat er Ähnliches wie jetzt auch schon erlebt?

Weiter möchte sie etwas über seine Ressourcen erfahren. Welche Beziehungen geben ihm Kraft? Was denkt er über Gott und die Welt? Pflegt er Hobbys? Wie findet er Freude und sonstigen Ausgleich?

Stress

Stress gilt als der wichtigste Risikofaktor für die meisten Krankheiten. Doch was verstehen wir überhaupt unter Stress, und wodurch wird er verursacht? Der Arzt und Biochemiker Hans Selye[48] widmete praktisch sein gesamtes wissenschaftliches Schaffen dem Thema Stress. Sein «Allgemeines Adaptionssyndrom» gilt bis heute als Standardmodell für Stress. Er unterscheidet klar sogenannt physiologischen Stress, heute auch gerne als Eustress bezeichnet, von Distress. Der Erste ist die Antwort des Organismus auf jegliche Art von Anforderung; also lebenswichtig. Distress hingegen überfordert; sei es durch «zu viel», «zu lange» oder ohne genügend Ressourcen und

---

48 Hans Slyle 1907 - 1982

Erholungsphasen. Auch das Gefühl von Sinnlosigkeit führt zu Distress.

Das Leben in unserer Zeit ist oft mit einer Überbetonung des sympathischen Nervensystems und den damit verbundenen Hormonen Adrenalin, Cortisolen etc. verbunden. Kaffee und viele Medikamente stimulieren jenes zusätzlich. Weil die Natur jedoch stets ein Gleichgewicht anstrebt, müssen solche Zustände kompensiert werden. Das sind dann Phasen übersteigerter Vagusreaktionen, die vermehrte Müdigkeit und oft auch depressive Verstimmungen mit sich bringen. Sie dienen dazu, den Organismus ruhig zu stellen, um die notwendige Balance des Autonomen Nervensystems wiederherzustellen.

Werden auch diese Reaktionen gestört, bzw. unterdrückt, stimuliert dies oft auch den im vorigen Kapitel erwähnten «alten Vagus», was zu kalten Extremitäten, flacher Atmung, schwachem Puls, Lähmungserscheinungen oder allgemein gehemmten Lebensfunktionen bis zum Burnout führt.

Konflikte und Gewalt

Wenn Menschen Strategien wählen, die versuchen, eigene Bedürfnisse auf Kosten anderer zu erfüllen, entstehen Konflikte und Gewalt. Dies gilt sowohl im Äusseren, wie auch im eigenen Inneren. Wenn ich zum Beispiel mein Bedürfnis nach Ruhe und Entspannung mit Medikamenten oder anderen Drogen erfülle, kann es sein, dass das erträgliche Mass an chemischer Belastung für Leber und Niere mit der Zeit überschritten wird.

Wirklich schmerzhaft wird es bei menschlichen Konflikten. Leider beginnen diese selten in Situationen, wo sich Menschen auf gleicher Augenhöhe begegnen, sondern eher dort, wo ein gewisses Machtgefälle besteht.

Noch ist ein grosser Teil der Arbeitswelt hierarchisch strukturiert. Sozialkompetenz ist noch Vielen ein Fremdwort. In den Chefetagen wird zwar davon geredet, doch eher selten danach gehandelt. Diese Umstände machen natürlich jeden Konflikt zum Dauerstress und für Viele das Leben zur Hölle.

Hinter den meisten Formen von Gewalt steht nicht unbedingt böse Absicht, sondern mangelndes Bewusstsein. Menschen, die in ihrer Kindheit Gewalt erlebt haben, neigen oft dazu, diese weiterzugeben. Es macht also in der Regel wenig Sinn nach Schuldigen zu suchen. Jeder Täter war ja auch einmal Opfer, sonst wäre er nie zum Täter geworden. So entsteht die sogenannt «strukturelle Gewalt» - die Gewalt im System und in uns selbst.

Auch Wilhelm Reich hat das Phänomen zuerst im Rahmen der Psychoanalyse, dann als Gesellschaftskritik im Zusammenhang mit Faschismus und totalitären Systemen, und zuletzt in der Biologie und der Krebsentstehung beschrieben[49].

Totalitäre Systeme scheinen heute mächtiger denn je. Schleichend haben sie sich im grössten Teil der Welt ausgebreitet. Erschreckende Visionen aus Sience-Fiction und Fantasy scheinen heute Realität zu werden. Sie sind natürlich nicht erst kürzlich entstanden. Tatsächlich lässt sich Gewalt in der Geschichte ungefähr 6000 Jahre

---

49 Wilhelm Reich: «Die Entdeckung des Orgon»

zurückverfolgen. Seither haben sich Herrschaftsstrukturen gebildet, die sich nach und nach in fast allen Völkern festgesetzt haben[50].

Ein weiterer, für ein umfassendes Verständnis von Angst und Gewalt massgebender Faktor, sind Naturgewalten. Wie Immanuel Velikovsky[51] umfassend nachgewiesen hat[52], war die Erde und damit die Menschheit die vergangenen 6000 Jahre auch mehrfach verheerenden kosmischen Katastrophen ausgesetzt, die jeweils nicht nur alle Kulturen zerstört, sondern auch in der Natur tiefe Wunden hinterlassen haben. Nach Velikovskys Recherchen überlebten jeweils nur verhältnismässig wenig Menschen. Zudem fanden ausgerechnet in jenen Zeiten auch verheerende Kriege statt. Einige von ihnen sind im alten Testament und in Homers Ilias beschrieben.

Wie W.Reich, wurde auch I.Velikovsky übel mitgespielt. Die von ihm widerlegten Wissenschaftler verschiedener Zweige hetzten dermassen gegen ihn, dass auch er bald als grösster Scharlatan verschrien war. Seine Bücher, die in den 50er Jahren zu den meistgelesenen Sachbüchern zählten, wurden zwar nicht verbrannt, doch kein einziger Verleger wagte noch eine Neuauflage. Bis vor kurzem war er in völlige Vergessenheit geraten. Bezeichnenderweise heisst sein letztes Buch: «Menschheit im Gedächtnisschwund».

I.Velikovsky, der seine Laufbahn als Psychiater und Psychoanalytiker begonnen hatte, konnte auch zeigen, wie die sogenannten Urängste von Mensch und Tier in diese

---

50 Riane Eisler: «Kelch und Schwert»
51 Immanuel Velikovsky 1895 - 1979
52 I.Velikovsky «Welten im Zusammenstoss»

dunkelsten Abschnitte der Geschichte zurückgehen. Nicht nur S.Freuds Psychoanalyse und C.G.Jungs Archetypen erscheinen mit diesen Erkenntnissen in einem völlig neuen Licht. Auch die Massen-Psychologie muss unter diesem Gesichtspunkt neu gesehen werden.

Trauma

Fast alle Menschen erleiden im Laufe ihres Lebens traumatische Situationen. Sie kommen oft unerwartet, werden dramatisch und isolativ erlebt und vermitteln das Gefühl, ausgeliefert zu sein und keine Wahl zu haben. Ich nenne solche Situationen UDIN[53],[54]. Gebräuchlicher ist natürlich der Begriff Trauma, doch wird der im normalen Sprachgebrauch in der Regel nur für besonders dramatische Fälle verwendet.

Der plötzliche Verlust eines geliebten Menschen oder Tieres, der Verlust von Arbeit, einer sozialen Position oder allem, was mit Verlust oder Bedrohung zu tun hat, wird ja von aussen betrachtet, selten als Trauma bezeichnet. Doch nicht die objektive Situation macht das Trauma aus, sondern dessen subjektives Erleben. Darum verwende ich die beiden Begriffe UDIN und Trauma austauschbar.

Ein oft beobachtetes Merkmal von Trauma ist das Vergessen oder gar Verleugnen desselben. Wenn ein Ereignis so schmerzvoll war, dass schon die Erinnerung daran bedrohlich wirkt, hilft sich der Organismus mit Amnesie bzw. Vergessen. Das Ereignis hat dann für das

---

53 **U**nerwartet, **D**ramatisch, **I**solativ, **N**ull Ressourcen
54 Siehe www.meta-gesund.de

bewusste Erleben nicht mehr stattgefunden. Tief im Unterbewusstsein beeinflusst es jedoch Emotionen und Verhalten des Menschen und lässt diese oft völlig irrational erscheinen.

Der Anfang jeder gesundheitlichen Störung beginnt mit einem UDIN. Dr. Ryke Geerd Hamer[55] hat, bei der Befragung seiner Krebspatienten, ausnahmslos von schweren Schockerlebnissen erfahren, welche die Betroffenen jeweils ein paar Monate vor ihrer Diagnose erlebt hatten.

Wir wollen jedoch tiefer schauen: Das Erleben bzw. Erdulden menschlicher Gewalt begann nämlich schon früher; spätestens bei unserer Geburt. Einer der bedeutsamsten, ja heiligsten Momente des Lebens wurde überschattet von der Anwesenheit Fremder, die weder Mutter noch Kind vorher je gesehen bzw. gespürt hatten, sogenannter Geburtshelfer, und dies in einer hektischen und sterilen Krankenhausatmosphäre. Welch ein Ankommen!

Oft kam es noch schlimmer: Glocke, Zange, Damm- und Kaiserschnitt gehörten und gehören noch immer zum Standard der Geburtshilfe. Das vorzeitige Trennen der Nabelschnur erzeugt Erstickungsgefühle.

Zugegeben, ein wenig sanfter geht es inzwischen mancherorts zu, doch grundlegend geändert hat sich noch wenig. Übertreibe ich da wohl ein wenig? Ich denke nicht und wiederhole nur, was von Frédérick Leboyer[56] schon vor Jahrzehnten beschrieben und von zahlreichen Psychologen, Soziologen und Friedensforschern bestätigt wird.

---

55 Ryke Geerd Hamer 1935 - 2017
56 Frédérick Leboyer 1918 - 2017

98

Doch es geht weiter. Auf all die weiteren Traumata, die von medizinischer Seite und dysfunktionalen Familien erzeugt werden, will ich an dieser Stelle nicht weiter eingehen. Fast jede und jeder könnte da seine Geschichten erzählen.

Noch einmal heftig wird es in der Schule. Die meisten Kinder freuen sich erst mal darauf. Lernen, Neues erfahren, neuen Menschen begegnen – für all das ist der Mensch in diesem Alter bereit. Doch was erwartet ihn? Still sitzen für ein rigides Bewertungssystem. Zuckerbrot in Form guter Noten für gelungenes Repetieren des Stoffes, die Peitsche für Ungehorsam und das Einfordern eigener Bedürfnisse. Unangepasstes Verhalten wird psychiatrisch abgeklärt und gegebenenfalls mit Psychopharmaka reguliert.

Das Resultat: Seelische Krüppel, die wir alle sind! Was kann dem geistigen Wesen, Mensch genannt, Schlimmeres widerfahren? Moderne Forscher bestätigen inzwischen die These: Jedes Trauma startet im Organismus ein Sonder-programm, das sich sowohl körperlich, wie auch psychisch und im Sozial-verhalten[57] auswirkt.

Richtig schlimm wird es, wenn ganze Volksmassen betroffen sind. Heute bestätigt sich vielerorts, wie diese von Opfern zu (mit)-Tätern und schliesslich wiederum zu Opfern werden. Auch der Slogan «Nie wieder Krieg» scheint heute für viele in Vergessenheit geraten zu sein.

Dennoch: Irgendwie scheint das Mass des Leidens voll zu sein. Viele haben inzwischen ihre Bewusstseinsseele entwickelt, und so besteht heute, wo die Menschheit erneut am Abgrund steht, auch zum ersten Mal eine reelle

---

57 Franz Ruppert, Wer bin ich in einer traumatisierten Gesellschaft

Chance, aus der Spirale von Angst und Gewalt auszusteigen.

Konditionierungen

Der Ausdruck „bedingter oder konditionierter Reflex" stammt vom russischen Physiologen Iwan Pawlow[58]. Er postulierte als erster, dass biologische Reflexe nicht nur unbedingt, d.h. angeboren, sondern auch erworben sein können. Seine Experimente sind berühmt geworden, als er zeigte, dass allein ein akustisches Signal bei Hunden Speichelfluss auslösen konnte, wenn vorher bei der Fütterung dieses Signal ertönte.

Ein konditionerter Reflex bildet sich auch aufgrund eines UDIN. Im Moment des Ereignisses reagiert der «alte Vagus» schlagartig, was eine sofortige Erstarrung zur Folge hat. Gleichzeitig werden momentane Sinneseindrücke, wie eine gewisse Stimmlage oder Gesichtsausdruck, Gegenstand, Geräusch, Geruch oder Geschmack, gespeichert. Wie beim Pawlowschen Hund genügt später eine ähnliche Wahrnehmung, um vom Organismus wie das ursprüngliche UDIN interpretiert zu werden und damit ein Sonderprogramm auszulösen. Sogar eigene Gedanken oder Träume können so als Auslöser wirken.

Der Anblick eines blühenden Zweiges kann bei gewissen Allergikern eine Niesattacke auslösen, selbst wenn sich nachträglich herausstellt, dass es sich um künstliche Blüten handelte.

---

58 Iwan Pawlow 1849 - 1936

Solche Auslöser können visuell (sehen), auditorisch (hören), kinestetisch (tasten), olfaktorisch (riechen), gustatorisch (schmecken) oder können auch Selbstgespräche sein. Wir sprechen deshalb im Zusammenhang mit solchen Auslösern von VAKOGS-Triggern.

Die meisten Krankheits-Symptome werden indirekt, d.h. durch unbewusste Erinnerungen an Traumata, beziehungsweise VAKOGS ausgelöst.

Traumata bilden im Nervensystem neue Reflexbahnen und in der Psyche schmerzhafte emotionale Muster und einschränkende Glaubenssätze. Wie oben beschrieben können solche Traumata irgendwann im Leben entstanden sein, meistens aber in der frühen Kindheit, während der Schwangerschaft oder Geburt, oder gar von Eltern oder Ahnen übernommen sein.

Somit ist nicht verwunderlich, dass Krankheit so selten mit dem Thema Trauma in Verbindung gebracht wird. Erschwerend für diese Erkenntnis kommt zudem der Umstand, dass viele Symptome erst lange Zeit nach dem ursprünglichen UDIN auftreten. Unbewusste Stresstrigger können das System nach und nach zu immer stärkeren Reaktionen hochschaukeln. Die ursprünglich durch das UDIN entstandenen neuen Reflexbahnen vertiefen sich, und verändern das harmonische Zusammenspiel von Sympathikus und Parasympathikus mehr und mehr. Daraus entsteht ein Teufelskreis. Eine Wahrnehmung (VAKOGS) weckt alte Erinnerungen, die je nach Persönlichkeit, mit Vorstellungen und Werten verknüpft werden. Diese inneren, meist unbewussten Vorgänge, wirken natürlich auch nach aussen und bestimmen letztlich Reaktionen und

Verhalten des Betroffenen. Dies wiederum macht sie oder ihn anfällig für weiteres Erleben der gleichen Art.

Eine entscheidende Rolle spielen dabei die auftretenden Gefühle. Sie zeigen in der Regel klar, welche biologischen Bedürfnisse im Trauma verletzt worden sind. Die wiederum bestimmen, wie sich der beschriebene Teufelskreis im Organismus ausdrückt.

Hinter allen unangenehmen Gefühlen steckt letztlich Angst; Angst nämlich, die alten Verletzungen wieder erleben zu müssen, vor allem die Verletzungen, die am besten verdrängt wurden. Wie oben erwähnt, können sogar in der Menschheitsgeschichte weit zurückliegende Ereignisse noch eine Rolle bei ihrer Entstehung spielen. Gerade scheinbar so irrationale Ängste wie jene vor Spinnen, Schlangen oder Gewittern basieren oft auf solchen Urerlebnissen.

In unserem Garten gibt es viele Blindschleichen. Ich liebe diese Tiere und weiss, dass sie sehr nützlich sind. Sie fressen zum Beispiel Schneckeneier. Trotzdem gelingt es mir beim besten Willen kaum, eines dieser Tiere liebevoll anzufassen. Mein Nervensystem reagiert schon beim blossen Hautkontakt panisch. Ähnlich mag es vielen mit Spinnen und anderen, bei uns harmlosen, Kriech- und Kabbeltieren gehen.

Jedes UDIN bzw. VAKOGS setzt bestimmte Prozesse in Gang:

- Die momentane Einstellung des autonomen Nervensystems ANS ändert sich schlagartig.
- Es ermöglicht eine biologische Anpassung.

- Es startet eine biologische, vorerst unbewusste Reaktion.
- Es bestimmt deren emotionalen Gehalt.
- Es verursacht bestimmte Veränderungen im Gehirn.
- Es konditioniert Warnreflexe für die Zukunft.

An dieser Stelle eine gute Nachricht: So wie Ängste überwunden werden können, lassen sich bedingte Reflexbahnen ändern. Dies kann auf ganz verschiedene Art geschehen: Zum Beispiel kann eine chronische Krankheit durch veränderte Lebensumstände plötzlich verschwinden; wie in meinem Beispiel im ersten Kapitel. Das gleiche kann unter Umständen ein Unfall, ein gut gewähltes Heilmittel oder eine Operation bewirken. Auch der sogenannte Placebo-Effekt beruht auf Änderung der Reflexe im ANS. Dazu sind nicht unbedingt physische Mittel notwendig.

Grundsätzlich liegt in jeder Therapieform das Potential, auf die bedingten Reflexverbindungen des ANS zu wirken. Am nachhaltigsten wirkt jedoch das Bewusstsein des Ursprungs und damit verbundener Denk- und Verhaltensmuster. Das Verändern von Glaubenssätzen und Gewohnheiten schafft neue Reflexe und ein besseres Zusammenspiel des ANS.

Die Phasen biologischer Prozesse

Es geht dabei um ein System, das erlaubt, Symptome einzuordnen und zu verstehen[59]. Symptome kommen, Symptome gehen. Was sind die Umstände, was die Bedingungen? Gesundheit geht einher mit einem gut balancierten Autonomen Nervensystem ANS.

Jedes Sonderprogramm, man könnte auch sagen, jeder Anpassungszyklus besteht aus den beiden Phasen Stress und Regeneration. Können diese ungestört ablaufen, ist dieses Programm bzw. dieser Zyklus anschliessend beendet.

Wie lange dieser Prozess dauert, hängt davon ab, wie schnell der Organismus zu einer Lösung des Konflikts kommt. Dabei können natürlich Stunden, bis Tage und Monate vergehen. Nur längere Prozesse wirken sich so spürbar im Körper aus. Das erklärt auch, wieso in der freien Natur Krankheiten kaum vorkommen. Tiere und Pflanzen denken nicht darüber nach, sondern reagieren auf jedes Ereignis instinktiv.

Die Stressphase

Nach einer meist kurzen Erstarrung (bewirkt durch den alten Vagus), dominiert der Sympathikus die folgende Phase. In der Psyche können problemfokussiertes Zwangsdenken, überwältigende oder unterdrückte Gefühle wie Angst, Wut und Aggression bis Gewalttätigkeit und Ähnliches auftreten. Manchmal überlagert die Wirkung des

---

59 www.meta-gesund.de

alten Vagus solche Reaktionen, was die Lebensfunktionen bremst und zu zeitweiliger Apathie und Depression führt. Auch dies kann als Schutzreaktion des Körpers gedeutet werden. Dieser tut letztlich alles ihm zur Verfügung Stehende, um uns zurück in die gewohnte Sicherheit zu führen.

Auf der Körperebene ist oft der Muskeltonus erhöht. Appetit - und Schlaflosigkeit, hoher Blutdruck, kalte Hände, eine gestörte Verdauung und kalter Schweiss können sich bemerkbar machen.

Typische vegetative Symptome der Stressphase sind

- Kalte Hände und Füsse
- Wenig Appetit
- Schlaflosigkeit
- Erhöhter Blutdruck und Puls
- Schnelle und flache Atmung
- Nervosität und kalter Schweiss
- Hoher Adrenalinspiegel
- Gewichtsverlust
- Verlust an Energiereserven

Bei längerem Anhalten dieser sogenannten Stressphase können sich auch körperliche Veränderungen bemerkbar machen.

Psychische Symptome sind:

- Zwangsdenken
- Emotionaler Stress
- Persönlichkeitsveränderungen

- Aggression bzw. Depression

Die Regenerationsphase

Die Stressphase ist beendet, wenn sich eine Lösung des Problems ergeben hat. Es ist der Moment, wo die Gefahr vorbei ist. Das kann durch eine reale Lösung geschehen zum Beispiel durch eine gute Nachricht, Ferien nach einer anstrengenden Zeit, oder das Problem ist einfach unwichtig geworden.

Auch innere Lösungen können die Stressphase beenden. Transformation von Emotionen durch Therapieformen wie EFT, Focusing, NLP, Somatic Experiencing, NARM, etc. Durch Vergebung, Dankbarkeit, Vertrauen, Distanz und Gelassenheit kann eine höhere Bedeutung gefunden werden.

Wenn die vorangegangene Stressphase lange dauerte und von intensiven Gefühlen begleitet war, können zu Beginn der Regeneration ernste Symptome auftreten. In den meisten Fällen werden in dieser Phase Symptome überhaupt erst bemerkt. Entzündungen, Fieber, Schwellungen, Schmerzen, Infektionen, Ekzeme, etc..

Diese Symptome bewirken ein Stillhalten, so dass die betroffenen Gewebe «repariert» werden können. Jetzt arbeitet der Parasympathicus: Müdigkeit herrscht. Dazu warme Hände und Füsse, ein niedriger Blutdruck und ein eher langsamer Puls. Eventuell Fieber.

Die psychischen Symptome sind oft Erleichterung, Passivität, Gelöstheit, Empfindsamkeit, Schutzbedürftigkeit, Zurückgezogenheit, Heildepression.

Typische vegetative Symptome der Regenerationsphase sind:

- Müdigkeit, Schwäche, ausgelaugt sein, Erschöpfung
- Niedriger Blutdruck und Puls
- höhere Körpertemperatur
- gesteigerte Verdauung und Stoffwechsel
- gegen Ende dieser Phase auch ein guter Appetit

Organe reparieren sich. Dieser Prozess kann je nach Gewebe, mit leichten bis sehr starken Schwellungen und entsprechenden Schmerzen verbunden sein.

Mikroorganismen treten in dieser Phase vermehrt auf. Manche von ihnen unterstützen den Regenerationsprozess. Je nach Keimblatt-Abstammung der betroffenen Gewebe sind dies Pilze, Mykobakterien, Bakterien oder Viren. Das sogenannte Immunsystem kommt jetzt voll zum Einsatz.

Weitere Symptome der Regenerationsphase:

- Alle Arten von Entzündungen, Fieber
- Kopfschmerzen, Schwindel
- Rheumatische Schmerzen
- Allgemeines Schwächegefühl

Psychisch oft ein Gefühl der Erleichterung. Der Stress ist erst mal weg. Allerdings können starke Symptome - ohne dieses Hintergrundwissen - oft neuen Stress verursachen, was sich natürlich negativ auf die Regeneration auswirkt!

Diese erste Phase der Regeneration dauert ungefähr halb so lang, wie die vorangegangene Stressphase, maximal jedoch etwa drei Wochen.

Nach dieser Zeit kommt es zur sogenannten Heilkrise, die auch den Wendepunkt von starker Symptomatik zur Normalfunktion markiert. Hier kann es zu dramatischen, jedoch nur kurzzeitigen Symptomen kommen. Wieder bestimmt der ursprüngliche Konfliktinhalt Art und Ernsthaftigkeit der Symptome. Das können Absenzen, Koliken, Krämpfe, Spasmen, Migräne, Herzattacken und vieles mehr sein. Die Bandbreite reicht von «kaum bemerkt» bis zu tödlichen Folgen. Psychische Symptome sind oft Nervosität und Unruhe, Panikattacken, kurze Manie oder Depression. Ist das Herz betroffen, kann ein Gefühl des vernichtet-werden auftreten.

Eine Gefahr dieser Krise besteht vor allem auch in möglicherweise beängstigenden Symptomen, was bewirken kann, das System erneut zu triggern. Wieder ein Teufelskreis, der mit dem nötigen Hintergrundwissen vermieden werden kann.

Ist die Heilkrise überstanden, bilden sich die Symptome allmählich zurück. Schliesslich kommt das «Biologische Sonderprogramm» zum Abschluss; der Mensch ist wieder gesund. Allerdings neigen gewisse Gewebe zu Narbenbildung (Häute) oder Verstärkung (Kallusbildung von Knochen).

Schliesslich wird das ganze System empfindlicher auf künftige Trigger, was einer Frühwarnfunktion gleichkommt. Der Mensch ist jedoch nach überstandener Krise auch *resilienter* geworden d.h. er wird künftige Krisen besser meistern können.

Verschiedene Stresstypen

Je nach Konfliktinhalt reagieren die verschiedenen Gewebe unterschiedlich auf ein UDIN bzw. VAKOGS und zeigen damit auch verschiedenartige Symptome. Dr. Hamer hat festgestellt, dass diese Gewebe vier verschiedenen Hirn-Arealen zugeordnet sind, welche wiederum in Beziehung zu den erwähnten Keimblättern stehen.

Die folgenden Ausführungen zeigen nur ein paar Grundlagen. Es gibt inzwischen hervorragende und detaillierte Darstellungen dieser Zusammenhänge.[60]

Versorgung, Ausscheidung und Arterhaltung

Die stammesgeschichtlich ältesten Bereiche des Körpers stellen die Versorgung, Ausscheidung und Arterhaltung sicher. Das sind die entodermalen Gewebe des Atmungs- und Verdauungstraktes, gewisse Drüsen und viele Gewebeteile verschiedener Organe. Sogar erste Anlagen von Sinneszellen in Augen und Ohren gehören dazu. Sie alle sind mit dem Stammhirn assoziiert.

Kommt ein Bedürfnis zu kurz, das eines dieser Gewebe[61] betrifft, hilft sich die Biologie mit einem Sonderprogramm. Das Gewebe reagiert mit verstärkter Aktivität und eventuell mit Vermehrung. Je nach betroffenem Organ kann sich dies auf verschiedenste Art bemerkbar machen.

---

60 Johannes Fisslinger, «META-Gesund!»

61 Ausführliche Gewebe-Listen bei David Münnich «Das System der 5Biologischen Naturgesetze», www.5bn.de

So kann zum Beispiel der Dickdarm dem Stuhl vermehrt Wasser entziehen, durch erhöhte Peristaltik stärker arbeiten, oder vermehrt Schleim absondern. Die Schilddrüse produziert mehr Hormone. Die Lunge nimmt mehr Sauerstoff auf und gibt mehr Kohlendioxid ab. Wie jedes dieser Gewebe bei normaler Funktion seine speziellen Aufgaben hat, reagiert es bei Stress ganz spezifisch. Wird der Konflikt gelöst, setzt sich ein Reparaturprozess in Gang. Damit verbunden sind oft Schwellungen, bzw. Ödeme. Dabei wird Überschüssiges mit Hilfe von Myko-Bakterien abgebaut. Je nach Intensität und Dauer des vorherigen Konfliktes kann dieser Prozess kräftezehrend oder gar tödlich verlaufen. Ein Beispiel dafür ist die früher gefürchtete Lungen-Tuberkulose.

Ist das Mikrobiom so geschädigt, dass keine oder zuwenig Myko-Bakterien zur Verfügung stehen, wird das überschüssige Gewebe eingekapselt und bleibt als sogenannt gutartiger Tumor erhalten.

Ein häufiger Konflikt entsteht, wenn der Mensch seine gewohnte Umgebung verliert, und er sich in der Folge verlassen fühlt. Damit wird ein archaisches Überlebensprogramm getriggert, welches Wasser im Körper zurückhält. Das Fettgewebe wird damit aufgepumpt, der Mensch nimmt an Gewicht zu.

Schutz und Sorge

Die gesamte Lederhaut, so heisst die unter der Epidermis liegende Schicht, aber auch andere Strukturen wie Lungen- und Bauchfell, sowie bestimmte Drüsen, stehen im Dienst von Schutz und Sorge. Auch diese mesodermalen Gewebe reagieren mit erhöhter Aktivität und Wachstum, wenn sie durch durch Missachtung ihrer Bedürfnisse unter Stress geraten. Ihre «Relais» befinden sich im Kleinhirn.

Bei Akne sind die Talgdrüsen der Lederhaut entzündet. Oft sind Jugendliche im Gesicht davon betroffen. Es hat mit Selbstschutz zu tun, wenn man sich angegriffen fühlt, d.h. die eigene Integrität in Frage gestellt wird. Sobald der Mensch innerlich stabiler wird, zum Beispiel spürt, dass er auch in Momenten der Konfrontation «in Ordnung» ist, verschwindet auch die Akne. Wie bei allen Sonder-programmen spielen natürlich verschiedene Faktoren eine Rolle, wie dieser Prozess erlebt wird, und welche körper-lichen Folgen er hat.

Nach gewaltvollen Übergriffen gegen die körperliche Integrität können regelrechte Tumore in diesen spezi-fischen Geweben entstehen. Auch sie werden nach der Konfliktlösung wieder abgebaut, wobei gewisse Mikroben auftreten können. Vor allem jedoch werden vermehrt Lymphozyten, d.h. weisse Blutkörperchen aktiviert. Die dabei auftretende Entzündung beschleunigt den Prozess.

Beweglichkeit, Halt und Selbstwert

Das gesamte Bindegewebe inklusive Muskeln, Sehnen und Knochen, stehen für Beweglichkeit, Halt und Selbstwert. Ihre Relais befinden sich im Grosshirn-Marklager.

Es handelt sich ebenfalls um mesodermale Gewebe. Vor allem das Bindegewebe, das im vorigen Kapitel besprochen wurde, ist für die Gesamtfunktion des Körpers von besonderer Bedeutung. Die EZM oder Grundsubstanz umhüllt alle anderen Gewebe, verbindet und versorgt sie mit Nahrung, Energie und Information. Sie ist auch für die Entsorgung überflüssiger Stoffwechselprodukte zuständig und kann zur Müllhalde verkommen, wenn dessen Funktion gestört wird.

Das Selbstwertgefühl des Menschen nimmt bei jedem Heilungsprozess eine Schlüsselstellung ein. Ein gesundes Selbstwertgefühl – nicht zu verwechseln mit Egoismus – wirkt direkt auf die Grundsubstanz.

Bei Stress reagieren die Neuhirn-Gewebe umgekehrt wie die vorher beschriebenen Althirn-Gewebe. Sie reagieren mit Funktionsminderung und Gewebeabbau, wenn die mit ihnen assoziierten Bedürfnisse zu kurz kommen. Hat zum Beispiel jemand Zweifel an der Funktionstüchtigkeit seiner Muskulatur, kann es sein, dass der betreffende Muskel wirklich schwach wird.

In der Regeneration findet wiederum ein Reparaturprozess mit Hilfe von Lymphozyten und körpereigenen Bakterien statt. Die abgebauten Gewebe werden ersetzt und gewinnen ihre Funktionstüchtigkeit wieder. Das kann schmerzhaft sein, weil auch diese Prozesse mit Schwellungen verbunden sind. Knochenhaut ist zum Beispiel sehr schmerzempfindlich. In diesem Fall ist es gut zu wissen, dass diese Phase im Extremfall höchstens drei Wochen dauert.

Oft werden Bindegewebe durch diesen Prozess sogar stärker und widerstandsfähiger. Dieses Phänomen spiegelt sich auch in einem gesteigerten Selbstwert, der oft bis zur Selbst-Überschätzung führen kann.

Sinne und Soziales

Die äussere Hautschicht, Teile der Schleimhäute, sowie viele andere Gewebe die zum Ektoderm gehören, sind mit der Hirnrinde, dem Cortex, verknüpft. Damit assoziiert sind soziale Bedürfnisse wie Zugehörigkeit, Anerkennung, Rang- und Revierordnung sowie Sinneseindrücke.

Auch sie reagieren bei Stress mit Funktionsminderung und Abbau; in der Regeneration mit Reparatur. Unzählige Konflikte - kleinere und grössere - finden in diesen und den folgenden Bereichen ihren Ausdruck.

Wir unterscheiden zwei verschiedene Gruppen von ektodermalem Gewebe:

a) Gewebe des «äusseren-Haut-Schemas» wird in der Stressphase gefühllos und in der Regeneration hypersensibel und schmerzhaft, wenn es gereizt wird. Das sind vor allem die äussere Hautschicht und viele Schleimhäute.

b) Beim «inneren-Haut-Schema» (Schlund-Schleimhaut-Schema) ist es umgekehrt. Dieses Gewebe wird im Stress hypersensibel und in der Regeneration eher gefühllos. Dazu gehören Mundschleimhaut, Zahnschmelz und viele Schleimhäute des Verdauungstraktes, aber z.B. auch die inneren Auskleidungen der grossen Gefässe im Bereich des Herzens.

Viele Funktionen mindern sich im Stress und normalisieren sich während der Regeneration; dies jedoch ohne Gewebe ab- und wieder aufzubauen. Das betrifft die wichtigsten Hormone, die Regulation des Herzpulses, Sinnesfunktionen, sowie die Motorik der quergestreiften Muskulatur.

Beispiele biologischer Reaktionen

Ein Konflikt, der zur Scheidung führt, kann verschiedene Stresstrigger beinhalten: Je nach Vorprägung kann der Selbstwert einer Person tangiert werden. Das wird sich im Bindegewebe, Knochen, Gelenken und/oder Muskeln zeigen.

Der Verlust des Geschlechtspartners kann sich auch im Stammhirn und damit verbunden in den Keimzellen oder Eierstöcken auswirken. Trennungskonflikte werden von der Hirnrinde und Brustdrüsen-Gängen repräsentiert und können da Symptome verursachen.

Wenn der Partner in diesem gewissen Tonfall spricht, kann der andere «gallig» reagieren, was ihn via Grosshirnrinde, die Gallenblase oder die Magenschleimhaut spüren lässt.

Eine abfällige Bemerkung des Chefs kann einen Selbstwert-Einbruch bewirken. Die Relais im Grosshirn-Marklager reagieren und damit gewisse zugeordnete Strukturen im Bewegungs- und Stützapparat.

Viele ältere Herren könnten noch sexuell aktiv sein, fühlen sich jedoch von ihren Frauen abgewiesen. Dieses Stammhirnthema wirkt auf die Prostata.

Eine Kündigung kann zur Angst darüber führen, seine Familie nicht mehr ernähren zu können. Auch ein Stammhirnthema, das sich aber auf die Leber auswirkt.

Natürlich geht jeder Prozess durch die verschiedenen Phasen. Beim Stress, der mit einer Scheidung verbunden ist, kann zuerst die Haut angespannt, blass, eventuell rauh und unsensibel werden. Wenn sich die Verhältnisse entspannen, z.B. Besuchsrechte für die Kinder eingeräumt werden, oder ein neuer Partner da ist, beginnt die Regeneration. Die Haut entzündet sich, Ekzeme können auftreten. In der Heilkrise dann kurze Taubheitsgefühle. Danach kann die Haut noch eine Zeitlang jucken, bevor der Prozess abgeschlossen ist.

All die beschriebenen Reaktionen können, müssen jedoch nicht eintreten. Meistens handelt es sich ja um mehr oder weniger ausgeprägte konditionierte Reflexe, die von den Prägungen der Kindheit geschaffen worden sind.

Chronisches

Leider treten heute die meisten Symptome und Krankheiten in chronischer Form auf. Bei sich wiederholenden Triggern können sie sich zu immer ausgeprägteren Stress- und Regenerationsantworten steigern. Anfangs noch unbemerkte Prozesse werden zu Symptomen, die immer unangenehmer werden. Es scheint oft, dass der Organismus eine Lösung erzwingen möchte im Sinne von: «Schau endlich hin!»

Die jeweils auslösenden Trigger brauchen dabei gar keine besonders belasteten Momente mehr zu sein. Schon ein konditionierter Reflex löst dann den Prozess immer wieder von neuem aus. Je nach Vitalität wird solches Erleben mehr oder weniger belastend empfunden.

Im realen Leben läuft meistens Verschiedenes gleichzeitig. Dabei können sich verschiedene Phasen überlagern. Während der eine Prozess bereits in der Regeneration ist, kann ein anderer eben beginnen. Die Heftigkeit einer

Regenerationsphase oder einer Heilkrise löst oft neuen Stress in anderen Gebieten aus.

Eine Erkältung kann mit einem Kratzen im Hals beginnen, gefolgt von Schluckweh und leichtem Fieber; dann zu Verstopfung der Nasengänge führen und mit länger anhaltendem Husten ausklingen. Im Extremfall verschwindet der aber überhaupt nicht mehr, wie der sogenannte Raucherhusten.

Die Körperseite

Die betroffene Körperseite kann auf bestimmte Themen hinweisen. Die dominante Körperseite wird Partner-Seite genannt. Involviert können Ehepartner, Arbeitskollegen, Freunde und alles andere sein, was als Partner wahrgenommen wird. Die nicht-dominante Seite hat mit dem Nest zu tun, mit der Mutter, der Grossmutter mit Kindern oder der Wohnung.

Ungefähr ein Drittel der Menschen sind biologische Linkshänder. Meistens können sie mit folgendem einfachen Klatschtest bestimmt werden:

Schüttle die Hände aus. Klatsche sie dann in rascher Abfolge zusammen - wie zum Applaus. Welche Hand liegt oben?

Wenn das Resultat nicht eindeutig ist: Welche Hand ist aktiver? Klatsche dann umgekehrt. Welche Art fühlt sich natürlicher an?

Viele biologische Linkshänder sind umerzogen worden. Auch hier gilt es kein Dogma daraus zu machen. Menschen reagieren verschieden und nicht alles lässt sich restlos klären!

Achtung: Stammhirn-bezogene Gewebe reagieren unabhängig davon, ob jemand Links- oder Rechtshänder ist! Hier geht es ja hauptsächlich um sich etwas einzuverleiben oder auszuscheiden. Störungen des Aufnehmens zeigen sich eher auf der rechten Seite und Störungen des Loslassens links. Auch dies wird in der einschlägigen Literatur ausführlich beschrieben.

Unser Charakter

Jedes UDIN, oft in frühester Kindheit erlebt, startet Sonderprogramme in Körper und Psyche, die sich mit den entsprechenden Konditionierungen immer wieder bemerkbar machen können. Damit wird nicht nur die Gesundheit des Körpers beeinflusst, sondern auch der Charakter des Menschen; Tugenden und Laster, Stärken und Schwächen.

Hier zeigt sich, einmal mehr, die Genialität in der Schöpfung. Wie wir gesehen haben, kann ein intensiv erlebtes UDIN sehr krank machen, wenn die darauf folgende Stressphase lang genug andauert. Wenn sich allerdings ein zweites UDIN ähnlicher Art zugesellt, entsteht ein zweiter Herd im Gehirn auf der gegenüberliegenden Seite, was eine Art neues Gleichgewicht bewirkt. Die körperlichen Auswirkungen dieser Herde werden entsprechend gedämpft.

Diese sogenannten «Konstellationen» bilden dann den physischen Rahmen unseres Charakters, der sich, je nach Konstellation, sowohl auf positive wie auch auf negative

Weise zum Ausdruck bringen kann. Das ist jede Art von besonderer Fähigkeit und/oder speziellem Charakter. Dieses Phänomen kann anhand jeder gut recherchierten Biographie überprüft und nachempfunden werden.[62] Oft genug zeigen ja gerade geniale Menschen gleichzeitig auffällige Kehrseiten. Die entsprechenden Störungen und Krankheitsbilder heissen dann Süchte, Ängste, Zwänge, Borderline, Essstörungen, Bipolare Störungen, Schizophrenie, Psychose, etc. etc.

Statt jene Menschen dann pauschal zu verurteilen, könnten wir uns, auch ohne mit dem entsprechenden Verhalten einverstanden zu sein, in Verständnis üben.

Leider wird bis heute nur in wenigen Fällen nach der Ursache in frühen und wiederholten Traumata gesucht. Vielmehr wird versucht, die leichteren Fälle mit Verhaltenstherapie um zu erziehen, und die schwereren mit Psychopharmaka ruhig zu stellen.

Zusammenfassung

Unsere körperlich-psychischen Symptome spiegeln und regulieren unsere nicht erfüllten Biologischen Bedürfnisse. Mit anderen Worten: Unsere Symptome sind an sich sinnvolle Strategien des Organismus, zu kurz gekommene Bedürfnisse zu manifestieren. Der Ort der Symptome, sowie die mit ihnen verbundenen Emotionen, geben oft gute Hinweise auf Ursprung und Thema.

---

62 Ein wunderbares Beispiel bietet das Buch von Johannes Mohr: «Der Meister und sein Mythos»

Bei den Althirn-Geweben geht es um Arterhaltung, Überleben, Versorgung, Schutz und Sicherheit. Neuhirn-Gewebe dienen Stärke und Stabilität, der Wahrnehmung und sozialen Themen.

Symptome sind stets Folgen von Biologischen Sonderprogrammen. Nur lang andauernde Prozesse machen sich im Körper bemerkbar. Können sie ungestört ablaufen, ist der Organismus anschliessend wieder im normal gesunden Zustand. Rückfallgefahr besteht nur, wenn Konflikte nicht dauerhaft gelöst werden. All diese Beispiele und Zuordnungen dienen nur einer groben Übersicht. Möglichkeiten zur Vertiefung findest du in der Literaturliste und in entsprechenden Weiterbildungen.

Viertes Kapitel

Therapie

Allgemeine Betrachtungen

Willst du dir und anderen Menschen helfen, gesünder, vitaler und glücklicher zu werden?

Im folgenden, eher praktischen Teil wirst du eine Reihe von Anregungen finden, die dir und deinen Lieben zu besserer Gesundheit helfen. Nimm daraus, was dir machbar und nützlich erscheint, und ignoriere den Rest. Du brauchst nicht alles zu realisieren, was du hier findest. Bist du bereits als Therapeutin tätig, kennst du sicherlich auch andere Methoden, die in das Konzept «Barfusstherapie» passen. Mach dir aber klar: Je konkreter du deine Ideale selber lebst, desto überzeugender und damit heilsamer wirkst du auch auf andere.

Ich wiederhole an dieser Stelle: Wenn unsere Lebensgrundlagen – Licht, Wärme, Nahrung, Sicherheit, Bewegung, Ruhe, Zugehörigkeit, Austausch, Autonomie, Kreativität, Sinnhaftigkeit und Liebe im Leben gewährleistet sind, geht es uns gut. Alles, was wir als Menschen denken, fühlen und tun, hat - bewusst oder unbewusst - mit solchen und ähnlichen Bedürfnissen zu tun.

Die erste Frage an den Kranken sollte daher stets lauten: «Was fehlt dir, was bräuchtest du, um wieder gesund zu werden?»

Wenn diese Frage geklärt ist, was natürlich in den seltensten Fällen auf Anhieb gelingt, könnte die nächste lauten: «Woran könntest du erkennen, dass dieses Bedürfnis jetzt erfüllt ist?»

Therapie hat stets mit Bewusstseinserweiterung zu tun und braucht ein Feedback-System, das dir zurückmeldet, ob und wie dein Impuls aufgenommen wurde. Im Gespräch könnte das heissen, ab und zu nachzufragen, was beim Klienten gerade angekommen ist und wie es ihm dabei geht.

Wenn du direkt am Körper arbeitest, gibt dir ein guter Tastbefund eine unmittelbare Rückmeldung. Bei meiner eigenen Arbeit richte ich mich stets nach dem Tastbefund – auch bei der Empfehlung von Heilmitteln.

Ernährung

Wohl kaum jemand bestreitet heute noch die Wichtigkeit gesunder Ernährung. Unzählige Bücher wurden zu den unterschiedlichsten und auch widersprüchlichsten Theorien, Ernährungs-Lehren und entsprechenden Diäten verfasst. Viele davon verkennen, dass verschiedene Menschen eben verschiedene Voraussetzungen für bestimmte Ernährungsweisen mitbringen.

Meine eigenen Kriterien in diesem Gebiet sind recht einfach. Folgende Fragen sind für mich dabei relevant:

- Sind die konsumierten Nahrungsmittel frei von chemischen Stoffen die zur Konservierung, Geschmacks- oder Farbveränderung zugesetzt werden?

- Sind sie natürlichen Ursprungs, d.h. stammen sie aus biologischer Produktion?

- Bei tierischen Nahrungsmitteln: Wie wurden die Tiere gehalten? Wie geschlachtet?

- Stehen im individuellen Speiseplan alle essentiellen Nährstoffe wie Mineralstoffe, Vitamine und so weiter zur Verfügung? Braucht es Nahrungsergänzungsmittel?

- Auf welche Art wird das Essen zubereitet? Bleiben die Nährstoffe dabei erhalten?

- Wie und wie viel wird gegessen? Bewusst oder so nebenbei?

- Was wird wann in welchen Abständen gegessen?

Ich verzichte an dieser Stelle auf weitere Ausführungen. Wie gesagt, es gibt genügend Literatur und hervorragende Fachleute[63] auf dem Gebiet der Ernährung.

Nur noch ein kleiner Hinweis: Es ist heute hinlänglich bekannt, dass Menschen mit einer einfachen bis kargen, naturbelassenen Lebens- und Ernährungsweise bis ins hohe Alter sehr gesund und leistungsfähig sein können.

Natürlich wird nicht jeder gleich alle Gewohnheiten revidieren wollen; vor allem nicht auf einmal. Hier nochmal der Hinweis, dass du als Vorbild eine heilsame Funktion ausübst.

Meist vernachlässigt wird – zumindest im Zusammenhang mit Gesundheit – die seelisch-geistige Ernährung.

Womit stillen wir unseren Hunger nach Information, nach Unterhaltung und nach Spiritualität?

---

63 siehe Esskunst.ch

Gerade die Corona-Krise hat doch gezeigt, wie verheerend sich irreführende Informationen und Neusprech[64] auf die Gesundheit einzelner auswirken. Durch Panikmeldungen verschreckt, sind Menschen mit harmlosen Erkältungssymptomen massenweise in Kliniken gelaufen, dort mit unnötigen und oft schädlichen Medikamenten versorgt und so erst recht krank geworden.

Doch auch die ganz gewöhnlichen Tagesthemen der Medien sind der Gesundheit nicht gerade zuträglich. Recht selten geht es dabei um Erfreuliches. Das Autonome Nervensystem reagiert darauf, auch wenn wir das bewusst nicht wahrnehmen.

Zudem lassen sich, bei häufigem Konsum, Information und Propaganda kaum mehr unterscheiden. Letztere wirkt gegen unser natürliches Bedürfnis nach Wahrheit und Autonomie, was tief im Unbewussten auch wieder Stress verursacht.

Als geistige Nahrung bezeichne ich gute Literatur, Musik, Kunst und in reinster Form die heiligen Schriften der Religionen. Viele Menschen glauben heute ohne all dies auszukommen. Doch wie im ersten Kapitel schon ausgeführt, erliegen sie einer Illusion und verlieren damit das Wichtigste: Orientierung und innere Führung.

Natürlich liegen diese Themen nicht im direkten Einflussbereich der Barfusstherapeutin. Doch selber sollte sie sich den Fragen nach seelisch-geistiger Ernährung schon stellen. Als Vertrauensperson kann sie als Vorbild und so gesundend wirken.

---

64 «Neusprech» – ein Begriff aus George Orwells dystopischem Roman «1984»

Bewegung, Ruhe und Aktivität

Vom Autonomen Nervensystem war in den vorangegangenen Kapiteln ausgiebig die Rede. Gesundheit braucht
den steten Wechsel von Ruhe und Aktivität. Oft helfen nur
deutliche Verhaltensänderungen, um zu gesundenden
Rhythmen zurück zu finden. So braucht ein sogenanntes
«Burn Out» oft Monate-lange Erholung und eine totale Neu-
Orientierung.

Wie in allen Bereichen braucht auch Bewegung das richtige
Mass. Zu wenig Bewegung ist genauso schädlich wie
zuviel. Gelenke, die nicht gebraucht werden degenerieren
genauso, wie bei dauernder Überlastung.

Auch zum Thema Bewegung sind viele Bücher geschrieben
worden, dass sich hier erübrigt, viel mehr dazu zu sagen.

*Obwohl ich mich, wie weiter unten beschrieben, mit Hilfe
der Schüsslersalze von den wiederkehrenden Arthritis-
schüben der grossen Gelenke befreit hatte, war eine gewisse Steifheit zurückgeblieben.*

*Ich begann regelmässig Yoga zu praktizieren. Der Anfang
war ernüchternd. Schon der Gedanke, mich im Fersensitz
niederzulassen, erzeugte inneren Widerstand. Länger als
zwei bis drei Sekunden in dieser Stellung zu bleiben war
mir unmöglich.*

*Zum Glück dominierten ganz andere Übungen. In der
wöchentlichen 90Minuten Praxis kam der Fersensitz kaum
vor. Trotzdem versuchte ich es immer wieder und
bemerkte erstaunt, dass ich es in dieser Stellung immer
länger aushalten konnte. Aus ein paar Sekunden wurden
Minuten und schliesslich kam der Zeitpunkt, wo es mir gar*

nichts mehr ausmachte, längere Zeit auf den Fersen zu sitzen. Heute kann ich in dieser Stellung sogar meditieren und dabei den Körper völlig vergessen.

Dieses Beispiel verdeutlicht, dass bestimmte, zu kurz gekommene Bedürfnisse nicht durch andere ersetzt werden können. So erfüllt gesunde Ernährung ein zwar wichtiges Bedürfnis. Ohne genügend gesunde Bewegung – wie immer die auch aussehen mag – wird echte Gesundheit schliesslich auf der Strecke bleiben.

Soziale Aspekte

Die wohl häufigste und gleichzeitig am wenigsten gesehene Krankheitsursache liegt im zwischenmenschlichen Bereich.

Das Bedürfnis nach Zugehörigkeit lebt in jedem Menschen. Wir brauchen alle Gemeinschaft in irgendeiner Form. Sie vermittelt Sicherheit und schafft Formen des Austausches. Das betrifft unsere Beziehungen zu anderen Menschen, zur Natur, wie zur geistigen Welt. Für alle Religionen steht Liebe als höchstes Prinzip und Ursprung allen Lebens

Erich Fromm hat dazu ein wunderbares Buch[65] geschrieben, das auch heute, über 60 Jahre nach seinem Erscheinen, nichts von seiner Aktualität eingebüsst hat. Es rückt darin vor allem die verkehrten Vorstellungen von Liebe zurecht, die sich viele Menschen davon gemacht haben und noch immer machen.

M.Rosenberg bezeichnet Liebe als wichtigstes Bedürfnis und unterscheidet sie klar vom Gefühl von Liebe: Gefühle

---

65 Erich Fromm: «Die Kunst des Liebens»

kommen und gehen; Bedürfnisse hingegen bilden die Grundlage des Lebens.

Neben Zugehörigkeit, Austausch und so weiter, bildet auch Autonomie d.h. Selbstbestimmung für jeden Menschen ein wichtiges Bedürfnis. Wenn Liebe falsch verstanden wird, kommt das Bedürfnis nach Autonomie oft zu kurz. Viele Ehefrauen und Mütter können ein Lied davon singen.

Die Lösung liegt im lebendigen Austausch, der Menschen befähigt, ihre Bedürfnisse zu erkennen und zu kommunizieren.

Paul Watzlawick[66] postuliert: «Man kann nicht nicht kommunizieren». Kommunikation findet so oder so statt. Jede Wahrnehmung provoziert eine Reaktion, eine Reaktion, die von einem anderen wahrnehmenden Wesen wieder wahrgenommen wird. Gewohnheitsmässig reagieren wir ja auf fast alles und jedes entweder sympathisch oder antipathisch.

Ein wichtiger Entwicklungsschritt liegt in der Fähigkeit zuzuhören, einfach da zu sein, ohne Zustimmung oder Ablehnung. Empathie heisst das grosse Übungsfeld aller Menschen; speziell natürlich von therapeutisch Tätigen.

Die meisten gesundheitlichen Störungen sind auf irgend eine Weise mit dem sozialen Leben verknüpft. Diese Konflikte aufzuspüren und dem Menschen zu helfen, sie zu lösen, wird sicherlich jeden Heilungsprozess wirksam unterstützen.

Manche Konflikte sind so alt, dass der Mensch sie meist unbewusst in sich selber ständig weiterpflegt.

---

66   Paul Watzlawick 1921 - 2007

Ekkhart Tolle spricht gar von einem Schmerzkörper[67], einem Teil des Ego, der süchtig nach Schmerz danach trachtet, immer mehr davon zu sammeln. Das kann sowohl physischer wie auch psychischer Schmerz sein. Das mag paradox klingen, doch wir wissen es ja: Wenn der Mensch sich mit seinem Schmerzkörper identifiziert, sieht er sich nur noch als Opfer irgendwelcher Umstände und oft genug auch als Opfer anderer Menschen.

Spiritualität

Der Begriff Spiritualität kann ganz verschieden interpretiert werden. Viele setzen ihn schon in den vorher beschriebenen sozialen Bereich. Das kommt natürlich daher, dass jede spirituelle Tradition auch grossen Wert auf Nächstenliebe und sozialen Frieden legt.

Für mich geht es beim Thema Spiritualität um Sinnhaftigkeit und um unsere Beziehung zu Gott, oder wie immer wir Ihn nennen mögen.

Auch diesem Bedürfnis kann bewusst Beachtung geschenkt, und es kann mit geeigneten Strategien wie Gebet, Meditation und sinnvoller Lebensgestaltung genährt werden. Bleibt es jedoch unbewusst, treibt es den Menschen zu Aberglauben und anderen Formen einschränkender Glaubenssätze.

Die höchste Form von Spiritualität wurde uns von den göttlichen Boten, bzw. den grossen Lehrern der Menschheit wie Buddha, Christus und Bahá'u'lláh vorgelebt.

---

67 Ekkhart Tolle «Jetzt»

Während einer meiner schlimmsten Krisen besuchte ich ein befreundetes Paar und schüttete dort mein Herz aus. Die Beziehung zur Mutter meines jüngsten Sohnes war völlig zerrüttet und zudem litt ich an chronischer Geldnot.

Die beiden Freunde waren mir sehr ans Herz gewachsen, was nicht zuletzt damit zu tun hatte, dass sie selber offen über alles redeten – auch ihre eigenen Probleme nicht versteckten.

Völlig unerwartet fragte mich die Frau: «Sag mal, betest du auch manchmal?»

Verlegen gab ich zur Antwort: »Ja – hab ich auch schon. Als Kind noch regelmässig, später nur noch in höchster Not.»

Sie schwieg einen Moment, schaute mir in die Augen und sagte dann bedächtig: «Wir, mein Mann und ich, beten jeden Tag. Morgens und Abends.» Sie verschwand kurz und kehrte mit einem kleinen Büchlein zurück. «Da drin stehen ein paar Gebete für jede Gelegenheit. Gebete sind Gespräche mit Gott. Versuch es!»

Die Klarheit ihrer Worte berührte mich so tief, dass ich ihrem Rat folgte.

Eines Morgens, ein paar Monate später, wachte ich mit einem neuem, vorher nie dagewesenen Gefühl auf. Irgend etwas war von mir abgefallen, was mich plötzlich sehr leicht fühlen liess. Ich spürte dem Neuen etwas nach, bis mir klar wurde: Ein subtiles Gefühl von Bedrohung war verschwunden. Obwohl mir gar nie richtig bewusst, war es doch stets im Moment des Aufwachens gegenwärtig gewesen. Jetzt war es weg – und ist nie wieder gekommen.

Ich weiss seither, dass ich stets in Sicherheit bin. Ich kann nicht aus dieser Schöpfung herausfallen. Die Praxis des Betens pflege ich weiter.

Körper - Therapie

Craniosacral Therapie

Cranio, wie sie von Kennern liebevoll genannt wird, ist eine tief wirksame Form der Körpertherapie mit einem breiten Anwendungsspektrum.

Ihre physische Wirksamkeit beruht auf einem naturwissenschaftlichen, d.h. auf Anatomie und Physiologie begründeten Modell. Das craniosacrale System umfasst den Schädel und die Wirbelsäule bis zum Steissbein mit Knochen, Hirnhäuten und dem Liquor cerebrospinalis.

Die Anwendung von Craniosacral Therapie wirkt, aufgrund der äusserst feinen und subtilen Berührungen und Bewegungen, auch tief in die energetischen und psychischen Bereiche des Organismus ordnend und regulierend.

Eines meiner eindrücklichsten Erlebnisse mit Cranio geschah bei meiner Wiederholung des Einführungskurses. Wir hatten ausreichend Zeit, jeden Schritt des an dieser Schule gelehrten Ablaufs ausgiebig zu üben. Bei dieser besonderen Übung ging es darum, die Hände auf die Stirn der Partnerin zu legen und diese, mit der äusserst geringen Kraft von vielleicht fünf Gramm, anzuheben.

Meine Partnerin bat mich im voraus, nicht zu erschrecken – sie habe über der Stirn eine Delle, die sie zwar nicht weiter störe, sich für mich aber vielleicht komisch anfühlen könnte.

Tatsächlich spürte ich links oberhalb des Haaransatzes eine deutliche Einbuchtung von etwa drei Zentimeter Durchmesser. Ich liess mich nicht weiter irritieren sondern folgte einfach der Aufgabenstellung und tat nichts anderes, als den sanften Zug meiner Hände auf ihrer Stirn aufrecht zu erhalten.

Nach einiger Zeit wurde es lebendig unter meinen Händen. Es schien, als würde sich das Stirnbein in verschiedene Richtungen bewegen – wie ein gefangenes Wesen, das verzweifelt einen Ausgang sucht.

Ich schloss die Augen und hielt lediglich meinen leichten Zug bei. Irgendwann beruhigte sich das Stirnbein und schien dann unter meinen Händen nach oben zu schweben. Es fühlte sich wie magnetisch mit meinen Händen verbunden: Ich zog und es folgte.

Als ich die Augen wieder öffnete, realisierte ich, dass meine Hände gar nicht mehr auf ihrer Stirn lagen, sondern ein paar Zentimeter darüber schwebten.

Meine Partnerin griff sich an die Stirn und rief erregt: «Es ist weg! Die Delle ist weg. Schau selber.»

Ich tastete nach der besagten Stelle, doch da war nichts Auffälliges mehr zu erkennen – ausser dem schön gewölbten Teil ihres Schädels.

Ein halbes Jahr später, im nächsten Seminarteil, hörte ich es schon bei der Begrüssung: «Die Delle ist weg – endgültig!»

Nachtrag: Diese Kollegin war zu dem Zeitpunkt etwa 50 Jahre alt. Die besagte Einbuchtung am Kopf war anscheinend bei ihrer Geburt entstanden.

Dorn-Therapie

In dieser von Dieter Dorn, einem medizinischen Laien, entwickelten Methode geht es darum, Fehlstellungen von Gelenken zu korrigieren. Das simple Geheimnis hinter dieser erfolgreichen Technik ist die Tatsache, dass sich Gelenke relativ leicht korrigieren lassen, während sie bewegt werden. Zu den passiv angewandten Techniken gibt es zahlreiche Übungen zur Selbsthilfe. Diese eine Zeitlang täglich anzuwenden ist oft notwendig, wenn sich der Organismus schon über längere Zeit an die Fehlstellungen gewöhnt hat.

Das Wochenendseminar Dorn-Therapie bedeutete für mich einen Durchbruch in doppelter Hinsicht. Bei mir zeigte sich eine Beinlängendifferenz von etwa 2 Zentimeter. Nach der Korrektur des Hüftgelenks und einem Monat täglicher Übung sind meine Beine gleich lang geblieben.

Obwohl ich zu dem Zeitpunkt schon mehrere körpertherapeutische Ausbildungen absolviert hatte, war das Hüftgelenk ein blinder Fleck geblieben. Als Folge dieser Fehlstellung hatte ich, neben Knieproblemen, ohne mir damals ersichtlichen Grund, einen Leistenbruch erlitten.

Seither gehört bei mir die Untersuchung des Hüftgelenks zur Routine. Tatsächlich weisen geschätzte 30% meiner Klientinnen Subluxationen[68] eines oder beider Hüftgelenke

---

68 Wikipedia: Unvollständige Ausrenkung eines Gelenks

auf. *Diese werden nur in wenigen Fällen bewusst wahrgenommen. Erst wenn sich das Gelenk dann nach vielen Jahren entzündet, ist die Katastrophe perfekt. Für die Schulmedizin ist das natürlich kein Problem: Bis 2019 wurden alleine in der Schweiz 17'747 künstliche Hüftgelenke eingesetzt[69].*

Die Symptome subluxierter Hüftgelenke sind mannigfaltig. Neben Beckenschiefstand können, buchstäblich von Kopf bis Fuss, zahlreiche andere gesundheitliche Folgen auftreten.

Am häufigsten finde ich in diesem Zusammenhang Knieprobleme. Ich traf einen Bekannten auf der Strasse mit Krücken an. Nein, er habe keinen Unfall gehabt. Vielmehr sei sein rechtes Knie so schmerzhaft angeschwollen, dass er nicht mehr normal gehen könne. Ich bat ihn in die Praxis und entdeckte ein ähnlich stark betroffenes Hüftgelenk, wie ich es vorher selber hatte.

Schon zur zweiten Behandlung kam er ohne Krücken. Das Knie selber war durch die Fehlstellung des Beckens nur überlastet gewesen und heilte innerhalb einer weiteren Woche fast vollständig.

Meridiantherapie nach Christel Heidemann

C.Heidemann verstand es, aus verschiedenen Systemen eine neue Therapieform zu schaffen. Als Anthroposophin war sie mit R.Steiners Modellen und seinem Anspruch, sel-

---

69 Quelle: https://welches-spital.ch/hueftprothese/fallzahl/ abgerufen am 19.9.2022

ber zu denken und eigene Schlüsse zu ziehen, bestens vertraut.

So realisierte sie, dass das weiche Bindegewebe sehr sensibel auf Reize des Meridiansystems reagiert. Sie sah die Meridiane als übergeordnete ätherische Strukturen und schloss daraus, dass es effizienter wäre, die Meridiane zu behandeln, statt wie bisher das Bindegewebe zu massieren.

Sie entdeckte ferner, dass sie die 12 Meridiane mit den Farben des 12-teiligen Farbkreises von Goethe anregen oder dämpfen konnte, was sich promt im Tonus der jeweiligen Bindegewebszonen zeigte.

Aus diesen Erkenntnissen entwickelte sie ein System, wie sie die energetische Ordnung im Organismus wiederherstellen konnte. Dieses auf den ersten Blick magisch anmutende System funktioniert vollkommen logisch - kennt man die Zusammenhänge.

Ich traf Marianne, eine Nachbarin, als sie gerade von einem Arztbesuch nach Hause wollte. Es ging ihr oft nicht gut, und war gerade wieder mal arbeitsunfähig. Der Arzt hatte ihr eine nicht richtig ausgeheilte Infektionskrankheit attestiert.

Ich behandelte sie darauf täglich mit der Methode von Frau Heidemann. Nach ein paar Tagen war sie in der Lage, sich die Farben (pflanzengefärbte Seidenstückchen) jeden Tag selbständig an die richtigen Orte an Füssen und Händen zu kleben, was sie vier Wochen lang täglich ausführte.

Später verlor ich sie aus den Augen, weil sie weggezogen war. Doch als ich sie nach Jahren wieder einmal sah, erzählte sie strahlend, sie habe sich so wohl gefühlt in dieser Zeit und sei seither kaum noch krank.

Shiatsu

Wörtlich heisst Shiatsu «Fingerdruck»; diese Therapieform entwickelte sich die letzten 50 Jahre aus der traditionellen japanischen Heilmassage. Allgemeine Grundlage ist die Lehre von den Meridianen, die den Organismus mit der Lebenenergie Ki (chin. Chi) versorgen. Die Therapeutin harmonisiert durch Druck auf die Meridiane und die darauf liegenden Tsubos den Fluss des Ki. Ein Zuviel dieser Energie heisst jitsu und wird zum Zuwenig, zum kyo, geleitet. Zusätzlich wird durch Dehnung und Rotation der Gelenke Bewegung ins System gebracht.

Shiatsu war meine erste Therapie-Ausbildung. Vom ersten Kurs-Tag an war ich begeistert von dieser Kunst der heilsamen Berührung. Die Prinzipien erschienen mir absolut logisch: Wenn sich irgendwo Energie staut, fehlt diese eben anderenorts.

Eine Woche nach dem Kurs nahm ich an einer Wanderung teil. Eine Kollegin klagte über Rückenschmerzen. Bei der nächsten Rast bot ich ihr an, etwas mit ihr zu arbeiten. So fand meine erste Behandlung auf einer Wiese statt. Die Kollegin war begeistert und meldete sich gleich zu weiteren Behandlungen an, die sie bald von ihren Beschwerden befreite.

Shiatsu und die geheimnisvolle Lebenskraft Chi hatten mich vollends in ihren Bann geschlagen und mir einen neuen Lebensabschnitt eröffnet.

Bowen-Therapie

Diese manuelle Therapieform wurde von Tom Bowen entwickelt und von seinen Schülern in der Welt verbreitet. Die Bowen Therapeutin arbeitet mit relativ subtilen Bewegungen, sogenannten «moves», quer über die oberflächlichen Faszienzüge. Die fast durchgehend symmetrische Vorgehensweise gibt dem Organismus Impulse zur Selbst-Regulation und damit zu einer besseren Ordnung.

Eine 60jährige Klientin berichtet von starken Rücken-schmerzen, von denen sie nach längerer Gartenarbeit immer wieder heimgesucht wurde. Schon nach der ersten Bowen-Behandlung wurden diese erträglicher und versch-wanden nach weiteren Sitzungen ganz.

Prozess - Begleitung

Focusing

Focusing ist zwar viel mehr als eine Therapieform, doch lässt es sich hervorragend therapeutisch nutzen. Es geht darum, Aufgaben oder Probleme als Körperempfindung[70] wahrzunehmen. Sich dazu gesellende innere Bilder, Worte oder andere Eindrücke werden so lange miteinander abgeglichen, bis ein Gefühl: «Ja genau – das ist es!» entsteht. Fragen an dieses «wahrgenommene Etwas» ist ein weiterer Schritt in diesem Prozess. Immer wieder wird die Aufmerksamkeit (focus!) auf die eigentliche Körperempfindung gerichtet und dabei auf subtile Änderungen

---

70 Siehe auch «Lebenssinn» im 1.Kapitel

geachtet. Oft liegt die Lösung der Aufgabe oder des Problems anschliessend bedeutend näher, als nach blossem darüber Nachdenken.

Ich habe viele Stunden mit sogenannt partnerschaftlichem Focusing verbracht. Dabei teilen sich zwei Focusing-Partner eine festgelegte Zeit, wobei eine über ihr Problem oder ihre Aufgabe focusiert, während der Begleiter lediglich zuhört und gelegentlich die spezifischen Focusing-Fragen stellt. Die meisten dieser Sequenzen mit ganz verschiedenen Partnern waren mir wichtige «Entwicklungshilfe».

Besonders ein Moment ist mir unvergesslich geblieben: Ich focusierte auf ein aktuelles Problem, mit dem ich stecken geblieben war. Was genau es war, weiss ich nicht mehr, doch der Prozess selber war eindrücklich. Auf die Frage des Begleiters, wie genau sich mein Problem denn anfühle, antwortete ich, es sei, wie vor einer hohen Mauer zu stehen und dabei zu wissen, dass die Lösung dahinter liege. Doch sehe ich keine Möglichkeit, darüber zu steigen.

Mein Begleiter schlug vor, doch mal einen Schritt rückwärts zu tun und mir die Sache aus etwas Distanz zu betrachten.

Im nächsten Moment sah ich mich in einer wunderbaren Landschaft. Ein paar hundert Meter vor mir stand die besagte Mauer; klein und bedeutungslos.

Gleichzeitig löste sich mein vorher riesiges Problem buchstäblich in Luft auf.

Gewaltfreie Kommunikation GFK

Auch GFK ist nicht in erster Linie Therapie, doch sollte jede Therapeutin zumindest mit deren Grundlagen vertraut sein. GFK zeigt die vier Komponenten, die jedes Anliegen enthält. Werden Beobachtung, Gefühl, Bedürfnis und Bitte transparent kommuniziert, nimmt die Wahrscheinlichkeit, beim anderen Menschen Gehör zu finden, stark zu.

Das andere Element der GFK heisst Empathie. Dabei geht es vor allem darum, Gefühle und Bedürfnisse des Gegenübers zu erraten und entsprechend nachzufragen.

Diese Art wertschätzender Kommunikation schafft Nähe und Vertrauen und ermöglicht Verständnis zwischen Menschen, die bisher durch Vorurteile und Ideologien getrennt waren.

Es geschah an meinem zweiten Seminar «Gewaltfreie Kommunikation» bei Marshall Rosenberg. An einem schönen Nachmittag hatten wir zu Fünft eine Übungsgruppe zum Thema Empathie gebildet und sassen damit auf der Sonnen-Terasse des Seminarhotels.

Wir vereinbarten folgendes Setting: Ein Teilnehmer sollte von einem persönlichen Problem erzählen, während ein zweiter versuchte, ihn empathisch zu begleiten. Die anderen drei fungierten vorwiegend als Beobachtende, konnten jedoch bei Bedarf eigene Formulierungen einbringen.

Ich stellte mich gleich als Proband zur Verfügung und begann: «Seit einem Jahr versuche ich, Menschen empathischer zu begegnen, doch bisher ohne Erfolg. Stets gewinnt der Teil in mir, der lieber Ratschläge erteilt oder diskutiert. Es ist zum Verzweifeln.»

Elisabeth war bereit, mich mit diesem Thema zu begleiten: «Du möchtest also umsetzen, was du hier gelernt hast?»

«Ja, klar! Es schien so leicht, einfach auf die Gefühle und Bedürfnisse des Gegenübers zu achten. Doch im Alltag war das vergessen. Und hinterher der Frust ...»

«Du bist frustriert, wenn du daran denkst, wie einfach es wäre und du es dann einfach vergisst?»

Jetzt musste ich tief durchatmen. Ja, das meinte ich. Ich nickte erleichtert und merkte dabei, wie wohl es mir tat, meine Worte gespiegelt zu bekommen. Ich blickte kurz in die Runde und realisierte, dass mich alle gespannt ansahen. Dabei beschlich mich ein seltsames Gefühl. Galt dieses Interesse wirklich mir?

Elisabeth nahm den Faden wieder auf: «Fragst du dich vielleicht manchmal, ob etwas nicht stimmt mit dir, dass du es immer wieder vergisst?»

Verena, eine erfahrene Trainerin, hob die Hand und insistierte: «Du brauchst nicht Gedanken zu erraten. Achte lieber auf seine Gefühle und Bedürfnisse.»

Ich warf ein: «Sie hat aber recht – oft habe ich gedacht, was wohl mit mir nicht stimmt. Schon in der Schule.»

Elisabeth: «Bist du traurig, weil du Unterstützung gebraucht hättest?»

Etwas bitter antwortete ich: «Die hatte ich schon. Für den Schulstoff auf jeden Fall.»

Elisabeth - unsicher: «Da fehlte also noch etwas Wichtiges? War es Zugehörigkeit?»

Unschlüssig wiegte ich den Kopf hin und her. Meine Gedanken schweiften zurück in die Kindheit, wo ich am liebsten alleine im grossen Garten meiner Grosseltern herumstrich.

«Hättest du mehr Selbstvertrauen gebraucht?»

Trotzig erwiderte ich: «Sicher. Das fehlt mir bis heute. Darum bin ich immer ein Aussenseiter geblieben. Vielleicht komme ich von einem anderen Stern.»

Elisabeth warf einen Blick in die Runde und meinte dann: «Ich geb auf. Ich komme nicht dahinter, was ihm wirklich fehlt.»

Ich protestierte: «Du bist so nahe dran. Ich spür's förmlich. Bitte gib nicht auf!»

Sie senkte erst den Kopf, schaute mich dann lange an und fragte schliesslich: «Wolltest du einfach verstanden werden. Hättest du jemanden gebraucht, der sich wirklich für dich interessierte?»

Bei diesen Worten geschah etwas Unglaubliches: Meine Perspektive veränderte sich total. Ich sass am Boden, war wieder der kleine Junge von fünf oder sechs Jahren und blickte angstvoll, wie in Erwartung heftiger Schelte, zur Welt der Erwachsenen auf.

Im nächsten Moment jedoch fand ich mich wieder auf Augenhöhe mit den freundlich lächelnden Gesichtern der Gruppe. Ich war nicht mehr der kleine hilflose Junge und hatte auch gar nicht wirklich am Boden gesessen.

Mir war, als ob ein riesiger Stein von meiner Seele rollte. Ein schier unbeschreibliches Gefühl der Freude ergriff von mir Besitz. Unfähig, auch nur eine Silbe zu äussern, sass ich einfach da und genoss das neue Gefühl: Endlich, endlich hatte es jemand geschafft, zu meinem innersten Wesen vorzustossen.

Seither weiss ich, wie wenig es im Grunde braucht, dass Empathie wirken kann. Ein neues Tor war aufgestossen in meinem Leben.

Logosynthese[71]

Unangenehme Erfahrungen und belastende Glaubenssätze können sich in unserem Energiefeld festsetzen und unbewusst immer wieder die gleichen eingefahrenen Reaktionen darauf auslösen.

Ein paar vorgegebene einfache, laut ausgesprochene Sätze, befreien den Organismus, indem sie diese Verhaftungen lösen und die darin gebundene Energie freisetzen.

Vor ein paar Monaten las ich in einer Zeitschrift von Gehirnwellen und der Idee, mittels Deltawellen im Organismus eine tiefe Entspannung zu bewirken und die therapeutisch zu nutzen. Als ehemaliger Elektroniker faszinierte mich die Idee. Wehmütig dachte ich an den einst selbst gebauten Synthesizer, der mich so viele Arbeitsstunden gekostet hatte und den ich viele Jahre später «entsorgte», weil ich glaubte, alten Ballast loswerden zu müssen.

---

71 Nach Willem Lammers «Logosynthese»

Die Wehmut steigerte sich von Tag zu Tag und wurde schliesslich zur fixen Idee, dass dieses Entsorgen der grösste Blödsinn meines Lebens war, den ich nie wieder gut machen könne.

Die Logosynthese kam mir schliesslich zu Hilfe um den Spuk zu beenden. Ich setzte mich also hin und schaute, wo sich der Synthesizer in meinem inneren Raum festgesetzt hatte. Ich gewahrte ihn seitlich rechts vor mir, höchstens eine Armlänge entfernt. Die Intensität der emotionalen Bindung war mindestens acht auf einer Skala von null bis zehn.

Dann praktizierte ich die logotherapeutische Sequenz und überprüfte dazwischen die verbliebene emotionale Bindung. Nach nur drei Durchgängen, die ich in weniger als einer halben Stunde schaffte, war jene auf Null.

Das Bild des Synthesizers blieb zwar bestehen, doch das Gefühl, damit etwas verloren zu haben war verschwunden. Es verwandelte sich sogar in eine Ressource: Ich hatte mir damals bewiesen, dass ich in der Lage war, ein hoch gestecktes Ziel zu erreichen, was damals hiess, ein anspruchsvolles Gerät zu bauen. Mit dieser Selbsterfahrung hatte ich auch die Logosynthese in meinen therapeutischen «Werkzeugkoffer» integriert.

Somatic Experiencing SE

SE ist ein hochwirksamer Prozess der Traumaheilung. Auf der Basis von körperlichem Erleben (experiencing) wird Unangenehmes zu bestimmten Themen in kleinen «Portionen» mit den bestehenden Ressourcen in Beziehung gebracht. Auf diese Weise wird alte durch das Trauma gefangen gehaltene Energie befreit und sanft entladen. Der Organismus kann zu seiner natürlichen Ordnung zurück finden. Die Gefahr von Retraumatisierung ist dabei sehr gering, weil es mit dieser Methode nicht notwendig ist, unangenemhme Erinnerungen wieder aufleben zu lassen.

Auch mit SE verbindet mich ein starkes Erlebnis. Bei der Vorstellungsrunde eines Einführungskurses mit Peter Levine, bat uns dieser, neben Name und Beruf auch ein paar eigene Ressourcen zu nennen. Ich nannte «tanzen», meine damals liebste Freizeitaktivität.

Bei einer der vielen Übungen während diesem Seminar bestand die Aufgabe darin, dem Partner gewisse Fragen zu stellen, ihn dabei genau zu beobachten und ihm zu reflektieren, was wir bemerkten.

Eine dieser Fragen lösten bei mir ein beengendes, ja bedrohliches Gefühl aus. Mir schien, als würde ich von einem übermächtigen Wesen erdrückt, ohne Chance auf Flucht. Ich fühlte mich in eine Ecke gedrängt.

Fritz, mein Übungspartner, fragte beiläufig: «Was machst du denn mit deinem Fuss?»

Erst jetzt bemerkte ich, dass sich mein linker Fuss rhythmisch bewegte, während ich wegen der gespürten Bedrängnis fast vom Stuhl fiel. In diesem Moment erinnerte ich mich meiner Ressource: Tanz. Ich fühlte einen Kraftstrom von den Füssen durch den ganzen Körper fliessen und ein unbeschreibliches, befreiendes Gefühl ergriff mich. Die Bedrohung war komplett verschwunden.

Obwohl ich keinen konkreten Bezug zu der erlebten Bedrohung hergestellt hatte, veränderte sich mein Lebens-

gefühl seit jener Sitzung deutlich. Eine alte Wunde konnte endlich heilen.

The Work

Byron Kathie hat einen genialen Prozess entwickelt, den sie «The Work»[72] nennt. Mit geschickten Fragen bringt sie den Menschen zur Erkenntnis der eigenen Verantwortung in allen Lebenslagen und hilft ihm so, aus der Opferrolle auszusteigen.

Ein Klient bat mich um Begleitung. Er mache sich Sorgen um seine Tochter, weil er den Eindruck habe, dass seine Ex-Partnerin als Allein-Erzieherin sie zu stark verwöhne.

Ich: «Ist das wahr, was du sagst? Ist es wahr, dass sie eure Tochter zu stark verwöhnt?»

Er: «Ja, genau! Das ist, was ich sage.» ...

Ich: «Kannst du mit absoluter Sicherheit wissen, dass sie eure Tochter verwöhnt?»

Er: ... «Ich glaube schon ... also so absolut sicher würde ich es nicht ausdrücken.» ...

Ich: «Gibt es einen guten Grund an deiner Überzeugung festzuhalten, dass sie eure Tochter verwöhnt?»

Er: « ... Einen guten Grund dafür? Ich weiss nicht?»

Ich: «Gibt es einen guten Grund für dich, an dieser Überzeugung festzuhalten, ohne Stress dabei zu erleben?»

Er: «Das ist unmöglich. Ich habe bei jedem dieser Gedanken ganz viel Stress.» ...

---

72 Byron Kathie : «The Work»

Ich: «Wie ginge es dir ohne die Überzeugung, dass deine Ex-Partnerin eure Tochter verwöhnt?»

Er: « ... Das wäre schön. Viel freier, sorglos. ...»

Ich: «Lass uns jetzt deine Aussage mal umkehren. Das heisst nicht, dass sie dann wahrer sind. Schau einfach wie die Sätze auf dich wirken wenn Du sie sagst!»

Er: «Ich verwöhne meine Tochter!» ... «Ich verwöhne meine Sorgen» ... «Es tönt seltsam, doch genau das ist es! Ich verwöhne meine Sorgen, das heisst irgendwie fühle ich mich moralisch besser, wenn ich mir Sorgen mache. - Ist es nicht verrückt?»

Anmerkung: In all den beschriebenen Formen der Prozess-Begleitung ist der Raum – die Stille zwischen den Fragen, bzw. einzelnen Prozessschritten – ein wichtiges Element. Nur in diesem Raum - diesem Schweigen - kann sich ein Felt Sense und gegebenenfalls ein Felt Shift entfalten.

Heilmittel

Bach-Blütentherapie

Blumen scheinen eine besondere Affinität zur Psyche des Menschen zu haben. Dr. Bach erkannte die spezifische Wirkung bestimmter Blüten auf blockierte Gemütszustände wie Angst, Unsicherheit, Interesselosigkeit, Einsamkeit, Überempfindlichkeit, Mutlosigkeit, Verzweiflung und Sorge um andere.

Inzwischen haben viele Therapeutinnen neue Blüten entdeckt, die sie zum Wohle ihrer Klientinnen einsetzen.

Auch mit Bach-Blüten hatte ich eindrückliche Erlebnisse. Eines der ersten erlebte ich am eigenen Leib während einem Seminar bei Dietmar Krämer. Das Thema seines zweiten Kurses war die äusserliche Anwendung der Bach-Blüten.

Am Abend des ersten Seminar-Tages spürte ich einen heftigen Schmerz am rechten Ohr. Neugierig erkundetete ich die Topographie in Krämers Buch[73] und stiess auf die Blüte «Holly». Damit war für mich der «Fall» klar. Holly steht für Ärger. Ich hatte mich tatsächlich sehr geärgert, weil wir Vegetarier (damals noch!), im nicht gerade billigen Hotelrestaurant, mit Beilagen abgespeist worden waren.

Ich hatte zum Glück alle Stockbottles[74] dabei und rieb mir ein paar Tropfen «Holly» vor das Ohr. Der Schmerz verschwand augenblicklich.

Spannend war aber, dass in dem Moment meine Partnerin ebenfalls einen Schmerz im rechten Ohr spürte. Das Beste jedoch kam noch: Einer der ersten Hinweise, die uns D.Krämer gleich zu Beginn des nächsten Tages gab, war die Warnung, Bachblüten niemals unverdünnt äusserlich anzuwenden. Sonst bestünde Gefahr, dass wir damit die Symptome unserer Klientinnen auf uns selber zögen.

Biochemie nach Dr. Schüssler

Die biochemischen Funktionsmittel wirken als eine Art Katalysatoren im Mineralhaushalt des Organismus. Es han-

---

73 Dietmar Krämer /Helmut Wild: «Neue Therapien mit Bach-Blüten 2»
74 Stockbottles enthalten die Konzentrate der Bach-Blüten. Die übliche Verdünnung ist 1 Tropfen pro 10ml in der Einnahmeflasche.

delt sich in der Regel um stark verdünnte bzw. potenzierte Salze, die auch im Organismus selber vorkommen.

Schüssler bezeichnete seine Methode auch als «abgekürzte Therapie», ein einfach zu erlernendes System mit nur 12 Mitteln, das später von Schüsslers Schülern und Nachfolgern auf 27 Mittel erweitert wurde.

Mitte 50 wurde ich von einem Leiden befallen, das meine Lebensqualität erheblich minderte. Mein rechtes Schultergelenk begann zu schmerzen und entzündete sich so sehr, dass schliesslich die kleinste Bewegung schon weh tat. Das dauerte ein paar Tage, bis der Schmerz langsam wieder abklang. Doch nicht lange danach war der linke Ellbogen dran, dann das Knie und wieder eine Schulter.

Ich war irritiert und liess einen Test auf Borelliose machen. Die Empfehlung des Arztes, trotz unklarem Testergebnis schon mal mit einer Antibiotikakur zu beginnen, gab mir weder Hoffnung noch Vertrauen. Schon damals war mir klar, dass ich mir mit einem solchen Vorgehen nur zusätzliche Probleme einhandeln würde.

Andererseits bestand für mich unbedingter Handlungsbedarf. Ich war aufgrund dauernder Schmerzen kaum noch arbeitsfähig, was mich auch psychisch massiv unter Druck setzte. Als noch relativ «frischgebackener» Körpertherapeut hinterliess ich in diesem Zustand bei den Klienten kaum einen guten Eindruck.

Schliesslich bekam ich von einer Kollegin die Empfehlung, Roland Kellenberger, dessen Buch[75] bereits in meiner Bibliothek stand, aufzusuchen.

---

75 Roland Kellenberger: «Mineralstoffe nach Dr.Schüssler»

Auch diese Begegnung beeindruckte mich tief. Kellenberger liess mich kurz erzählen, fühlte dann lang meinen Puls und zeigte mir eine Entspannungsübung, die ich machen sollte, während er für mich ein Rezept schrieb.

Er empfahl, die vier von ihm aufgeschriebenen Schüssler-salze täglich zusammen in eine kleine Dose abzuzählen. Von diesen insgesamt etwa 20 Tabletten sollte ich periodisch eine im Munde zergehen lassen.

Erstaunt über die Einfachheit dieser Anwendung folgte ich seinen Anweisungen. Tatsächlich traten diese Schübe von Arthritis bald immer seltener auf und verschwanden nach ein paar Monaten schliesslich ganz.

Chlordioxid CDL

Chlordioxid ist ein ungewöhnliches und zugleich vielversprechendes Heilmittel. Ungewöhnlich, weil seine Wirkweise nicht ausschliesslich mit biochemischen Prozessen erklärbar ist. Sie beruht vielmehr auf einer hohen Ladungsdichte von Elektronen, was im Körper bewirkt, das alles Fremde oxidiert und damit inaktiviert wird. Die meisten Krankheitserreger werden so abgetötet.

Für mich ein Türöffner für alle anderen, in diesem Kapitel beschriebenen Heilmittel. Es handelt sich um ein Gas, das in einer wässrigen Lösung in der sehr geringe Konzentration von 0,3% verkauft wird. Pro Tag werden – auf einen Liter Wasser verdünnt und je nach Protokoll – um die 10ml davon eingenommen.

CDL wirkt meiner Ansicht nach auf einer rein physischen Ebene. Doch ist es in dieser Dosierung nicht giftig und hinterlässt auch keine giftigen Spaltprodukte im Organismus.

Um Fehler und daraus entstehende Enttäuschungen zu vermeiden, sollte man sich vor der Anwendung unbedingt mit der einschlägigen Literatur bekannt machen.[76]

Gemmo Therapie

Gemmomittel werden aus den Knospen von Heilpflanzen gewonnen. Weil in ihrem sogenannt meristemen Gewebe sowohl alle Heilinformationen als auch die grösste Lebenskraft der Pflanze steckt, eignen sich diese Mittel, um Prozesse zu initiieren und vorwärts zu bringen. In Kombination mit Bach-Blüten, Schüsslersalzen und anderen Heilmitteln leisten sie hervorragende Dienste.

Eine etwa 60jährige Klientin zeigte mir grosse, blauschwarze Hämatome[77] an den Innenseiten ihrer Unterarme, die sich ein paar Wochen nach der mRNA Spritze entwickelt hatten. Das von mir selbst gefertigte Knospenmittel Artemisia Annua D1 liess die Hämatome innert wenigen Tagen verschwinden.

Mein eigener Therapieansatz

Wie im ersten Kapitel beschrieben, sehe ich den Menschen als viergliedriges Wesen, das alle Naturreiche in sich vereint. Ich übernehme die Terminologie von R.Steiner und bezeichne die vier Glieder als physischen Leib, Lebensleib, Seelenleib und Geistleib.

---

76 Andreas Kalcker «Gesundheit verboten» Jim Humble Verlag
77 Bluterguss

Bei meiner Arbeit liegt mein Focus hauptsächlich auf dem Lebensleib, d.h. auf dem Wesensglied, das alle Lebensvorgänge zur Erscheinung bringt. Obwohl seiner Natur nach unsichtbar, kann ich den Lebensleib durch sein Wirken vor allem mit dem Tastsinn, verbunden mit Wärme-, Bewegungs- und Gleichgewichtssinn, gut von aussen wahrnehmen. (Jeder Mensch spürt alleine durch die Berührung sofort den Unterschied zwischen einem lebenden und einem toten Körper.)

Der von innen gespürte Körper ist wiederum ein konkreter Ausdruck des eigenen Lebensleibes. Ich ermutige meine Klientinnen stets, dieses innere Spüren zu vertiefen, weil dies jeden Heilungsvorgang erheblich beschleunigen kann. Auch für mich als Therapeut ist dieses Spüren enorm wichtig.

Hier liegt wohl der wichtigste Unterschied zur herkömmlichen Physiotherapie, die sich ausschliesslich mit dem physischen Leib und seinen Funktionen, nicht aber mit dem Lebensleib, der ja diese Funktionen bewirkt, auseinandersetzt.

Der Lebensleib hat massgeblichen Einfluss auf unsere Befindlichkeit. Aus diesem Grund berührt die Arbeit mit ihm auch das Gebiet der Psychotherapie, die mit dem Seelenleib arbeitet. Als einfache Metapher können wir uns vorstellen, wie der lebendige Körper als Wohnung der Seele dient. Bildlich gesprochen sind Schmutz, defekte Sanitäreinrichtungen und verklemmte Türen und Fenster dem Wohl seiner Bewohner nicht förderlich.

Dank Wilhelm Reich, Eugene Gendlin und vielen anderen, ist die Bedeutung des Körpers in der Psychotherapie bewusster geworden. Neue Therapiemethoden sind aufgrund dieser Erkenntnisse entstanden. Für wirksame Traumatherapie ist der Körperbezug zwingend, weil jede Art von Trauma den Lebensleib verzerrt und so das autonome Nervensystem ANS in seiner Regulationsfähigkeit beeinträchtigt.

Als Barfusstherapeut wirke ich also weit in Bereiche der Medizin wie auch der Psychotherapie, dies auch ohne deren pathologische Modelle zu übernehmen. Natürlich brauche ich Grundkenntnisse, dies vor allem, um den Klientinnen folgen zu können, wenn sie von ihren diesbezüglichen Erfahrungen berichten.

Die wirklichen Stärken, die ich als Barfusstherapeut brauche, sind ein lebendiges und vernetztes Denken, eine vertiefte Wahrnehmungsfähigkeit der Hände sowie eigenes inneres Spüren, das imstande ist, Prozesse einfühlsam und wertfrei zu begleiten.

Anamnese

Meine erste Frage an eine Klientin lautet in der Regel: «Was kann ich für dich tun?» Bei einem Erstkontakt frage ich nach ein paar Informationen, die ich mir gleich notiere. Neben Name, Alter Geschlecht, Erreichbarkeit, möchte ich etwas über ihre sozialen Verhältnisse erfahren: Wie lebt sie, in welchen familiären, freundschaftlichen und beruflichen Zusammenhängen bewegt sie sich? Wo liegt ihr Hauptproblem? Ist es physisch, psychisch oder sozialer Natur? Seit wann? Was war damals? Was hat sie diesbezüglich schon unternommen? Ist sie in ärztlicher Behandlung? Nimmt sie Medikamente, Nahrungsergänzungen, Drogen? Etc..

Wichtig ist auch, schon ein paar Ressourcen der Klientin zu kennen. Das können Menschen oder Tiere sein, Hobbys, unterstützende Gewohnheiten, aber auch gute Erinnerungen und vieles mehr.

Oft genug taucht hinter dem vordergründigen Ziel – in der Regel Schmerzfreiheit - die eigentliche Problematik erst nach ein paar Sitzungen auf. Darüber lohnt es sich immer wieder zu reflektieren.

Das Gespräch ist in jedem Fall ein entscheidender Faktor für den Erfolg einer Therapie. Ich versuche, mich innerlich nicht über meine Klientin zu stellen, sondern sie stets als vollwertiges Mitglied der Menschheitsfamilie zu sehen.

Mein Job ist, ihr mein Wissen und Können zur Verfügung zu stellen. Der primäre Lohn ist seelisch-geistige Bereicherung. Vertrauenswürdigkeit ist ein absolutes Muss. Oft genug erfahre ich nach und nach tiefste Geheimnisse, Ängste und Sehnsüchte meiner Klientinnen.

Eines der wirksamsten Heilmittel im Gespräch heisst Empathie. gehört und verstanden zu werden, fühlt sich in der Regel so gut an, dass die Bereitschaft zu Zusammenarbeit enorm zunimmt.

Vor der eigentlichen Be-Hand-lung gebe ich kurz ein paar Hinweise zu meiner Vorgehensweise. Befund[78] und Behandlung sind in meiner Arbeit nicht zu trennen. Der Ausgangssituation entsprechend begleite ich diesen Prozess

---

78 Anstelle von Diagnose spreche ich stets von Befund. er dient stets der Einleitung des nächsten Behandlungsschrittes oder als Heilmitteltest.

verbal im therapeutischen Dialog. Bei Bedarf teste und empfehle ich dann schliesslich auch gewisse Lebens- und Heilmittel.

Befund und Behandlung

Was ich im Folgenden beschreibe, ist mein persönlicher Stil, den ich stets der gegebenen Situation anpasse. Es gibt für mich nicht eine, für alle Klienten gleich festgelegte Vorgehensweise. Wichtig ist mir jedoch die Befundung vor und nach der Behandlung.

Die Klientin setzt sich, den Rücken mir zugewandt, auf die Behandlungsliege. Bevor ich mit der Tastung beginne, bitte ich sie um Rückmeldung, falls Schmerzen oder andere unangenehme Gefühle auftreten.

Ich ergreife gleichzeitig beidseitig der Wirbelsäule eine Hautfalte und ziehe leicht daran. Dies wiederhole ich, oben zwischen den Schulterblättern beginnend, nach unten wandernd, bis in den Bereich des Sacrums. Das verschafft mir einen ersten Eindruck von der Beschaffenheit des weichen Bindegewebes, zwischen Haut und Körperfaszie. Ich bezeichne diesen Vorgang als Bindegewebs-Test, kurz BgT.[79]

Wie im zweiten Kapitel beschrieben, bildet der Rücken mit seinen Reflexzonen die Spannungsverhältnisse im Bindegewebe des gesamten Körpers nach. Der Vorteil des Rückens gegenüber anderen Reflexzonen liegt darin, dass da zwischen Haut und Körperfaszie relativ grossflächig weiches, gut tastbares Bindegewebe vorliegt. Jeder

---

79 Dieser Test wurde von Christel Heidemann entwickelt und von mir ausgedehnt und vereinfacht.

Massagestrich und jede andere therapeutische Intervention löst darin unmittelbar eine Reaktion aus. Der Lebensleib, der in der EZM[80] des Bindegewebes wirkt, ist so sensitiv, dass die kleinste Strömungsänderung spürbar wird.

Die nächsten Schritte sind in ihrer Reihenfolge sehr komplex. Es sollte klar sein, dass es sich im Folgenden nicht um eine Anleitung handelt. Die kann nur in praktischen Kursen erlernt werden. Ich möchte vielmehr einen Überblick geben, worum es mir bei der Behandlung geht und was sie bewirkt. Die Übungen im fünften Kapitel werden dir, im Zusammenhang mit praktischem Unterricht, zu raschen Fortschritten helfen.

Als erstes bringe ich den Rücken mit ein paar Massagestrichen in das momentan beste Spannungsgleichgewicht. Der BgT dient dabei stets als Messglied. Ein paar gezielte, leichte Striche über den Rücken genügen, um ein erstes, allerdings noch labiles Gleichgewicht zu finden. Diese Labilität erlaubt, bei jedem weiteren Behandlungsschritt eine präzise Rückmeldung des Körpers zu bekommen.

In der Regel zeigen sich schon jetzt gewisse spezifische Auffälligkeiten in Form von über- oder unterspanntem Gewebe in verschiedenen Zonen. Als nächstes gilt für mich herauszufinden, wo die energetischen Ursachen für diese Disharmonien liegen und welche therapeutischen Strategien geeignet sind, jene zu harmonisieren.

Dabei helfen wiederum leichte Massage-Striche, die ich jetzt auf allfällig schmerzhaften Arealen ziehe. Das liefert

---

80 EZM = Extrazelluläre Matrix siehe 2.Kapitel

mir die Information, ob das betreffende Gebiet energetisch unterversorgt, oder im Gegenteil, gestaut ist.

Das oben angesprochene sehr labile Gleichgewicht reagiert sogar auf meine Fragen. Eine solche kann lauten:

- Manifestiert sich das momentane Problem im Bereich der Knochen?
- der Gelenke?
- der Faszien?
- der Hirnhäute?
- des Kreislaufsystem?
- der Haut als Narbe oder anderswo?

Gut vorbereitet, reagiert das Bindegewebe bei der richtigen Frage eindeutig mit Harmonie. Die nächsten Fragen beziehen sich auf die Beziehung der Körper-Meridiane zu der Störung:

- Ist die Störung links (oder rechts)?
- Ist es ein yin- (oder yang)-Meridian?
- Ist es ein Meridian der Arme (oder der Beine)?

Immer wieder stosse ich im Verlauf eines oder mehrerer Meridiane auf Narben. Sie können (müssen aber nicht!) erhebliche Funktionsstörungen verursachen. Ob dies der Fall ist, prüfe ich durch eine leichte Kompression und anschliessende Dehnung.

Betroffene Knochen und Gelenke reagieren positiv auf leichtes Darüberstreichen in Meridianverlaufsrichtung, was ich daran erkenne, dass auffällige Stellen in den Reflexzonen der Rückens sich entspannen oder ganz verschwinden.

Falls es Organe sind, prüfen ich deren fasziale Hüllen und Verbindungen durch angedeutete Dehnung.

Ist es der Kreislauf das heisst Arterien, Venen oder Lymphgefässe, suche ich wie bei den Knochen konkret nach der gestörten Stelle.

Sind es Hirn- oder Rückenmarkshäute, die reflektorisch fast immer auch beteiligt sind, teste ich durch angedeutete Dehnungen.

Auf diese Weise finde ich meistens sehr schnell ein paar Funktionsstörungen in verschiedenen Bereichen, die oft hinter demselben Symptom stehen. So finde ich bei Verdauungsstörungen neben faszialen Verklebungen im Darmbereich auch Läsionen[81] in den Nervenhüllen der Wirbelsäule sowie in den Hirnhäuten.

Faszinierend für mich ist immer wieder die Beobachtung, wie der Körper reagiert, während ich am Schädel arbeite. Viele Klientinnen können dabei genau beschreiben, was wo in ihrem Körper passiert. Manche machen dabei regelrechte innere Reisen und fühlen sich anschliessend «irgendwie befreit».

Nach dem Lösen einer oder mehrerer Läsionen positioniere ich meine Hände in einer sogenannten Haltestellung - nicht zu nahe der behandelten Stelle, wo ich in passiver Stille den Reaktionen des Körpers folge, bis sich nach einer gewissen Zeit ein neues, harmonischeres Spannungs-

---

81 Solche sog. Osteopathische Läsionen bezeichnen Funktionsstörungen und sind nicht zu verwechseln mit Läsionen, wie sie die Schulmedizin als defektes Körpergewebe beschreibt.

gleichgewicht einstellt. Das kann ein paar Minuten dauern. Manchmal beginne ich an der Stelle einen «therapeutischen Dialog», den ich im nächsten Abschnitt beschreibe.

Ich selber spüre dabei den subtilen Bewegungen nach, die im Körper vor sich gehen. Vor allem der Schädelbereich ist dabei höchst spannend zu beobachten. Da gibt es einerseits die sogenannten «tides», das sind physiologische, sehr langsame und subtil wahrnehmbare Rhythmen.

Sie fühlen sich an wie Ebbe und Flut, haben also einen deutlichen Bezug zum Wasserelement. In der Therapie werden die dann oft überlagert oder gar verdrängt von individuellen Bewegungsmustern, welche offensichtlich Ausdruck der Symptome bzw. gerade laufender Sonderprogramme sind. In der Regel lasse ich sie einfach geschehen, ohne aktiv einzugreifen. Der Organismus scheint meine Präsenz zu spüren, was oft einen Zustand zur Folge hat, in dem jede Bewegung zum Stillstand kommt[82]. Nach einer gewissen Zeit erscheint die Bewegung von neuem, jetzt meist ausgeglichener und harmonischer.

Ich frage die Klientin auch nach ihren eigenen Wahrnehmungen, um ihr, gerade wenn sie mit meinem Vorgehen noch nicht so vertraut ist, genügend Sicherheit zu vermitteln. Die Antwort kann sehr verschieden ausfallen. Bei der einen heisst es lapidar «nichts Besonders» während andere sehr differenziert gewisse Prozesse in ihrem Körper beschreiben. Falls Emotionen «hochkommen», ermutige ich dazu, einfach zu beobach-

---

82   Dieser Moment ist in der CS Therapie als «stillpoint» bekannt

ten, wie der Körper darauf reagiert, ohne sich in sie hinein zu steigern.

Bei der anschliessenden Testung sind dann viele der vorher gefundenen Läsionen verschwunden. Es braucht in der Regel eine bis drei weitere Durchgänge der beschriebenen Art, um dem Körper ein relativ stabiles Gleichgewicht zu geben. Auf einer tieferen Ebene läuft der Prozess jedoch weiter, was ein paar Tage dauern kann.

Dass dieses neue Gleichgewicht dauerhaft erhalten bleibt, hängt allerdings davon ab, wie weit bereits physische Veränderungen eingetreten sind und ob im seelisch-geistigen Bereich noch eine Notwendigkeit für die behandelten Symptome besteht.

Diese Arbeit, die ich jetzt eher schematisch beschrieben habe, ist naturgemäss sehr komplex und besteht aus verschiedenen Elementen der vorgängig beschriebenen Therapieformen und anderen Techniken. Je nach Befund und Aufgabenstellung variiert sie in ihrer Ausführung erheblich, kann meditativ still ablaufen, oder verbal begleitet sein.

Prozess-Begleitung

So komplex wie die beschriebene Körperarbeit kann sich die verbale Begleitung der Klientinnen gestalten.

Kern des therapeutischen Dialogs sind offene Fragen, verbunden mit kleinen Anregungen. Sie beziehen sich entweder auf die vorgebrachte Problematik der Klientin oder auf bestimmte auffällige Körperstellen. Es kann sich um Vergangenes oder Zukünftiges handeln, dies jedoch stets mit Bezug zum «Hier und Jetzt». *«Wie geht es dir jetzt, wenn du an diese Situation denkst?»*

Wir sollten uns niemals einbilden, mehr über unsere Klientin zu wissen als sie selbst. Unsere Fragen sollten offen gestellt werden und ermutigen, die Antworten eher zu spüren, statt wie in der Schule, aus dem Kopf abgerufen zu werden.

«Wo in deinem Körper kannst du es spüren?»

Je besser dies der Klientin gelingt, desto raschere Fortschritte wird sie in der Therapie machen.

Für viele ist dies völlig neu, und manche tun sich schwer damit, in den eigenen Körper zu spüren. *«Was soll ich denn da spüren? Da ist nichts.»*

Damit meinen sie meistens, dass da nichts weh tut. Das braucht dann meine Hilfestellung: *«Meinst du, dass du da nichts deutlich Fassbares wahrnehmen kannst?»*

«Ja genau, es fühlt sich irgendwie leer an.»

«Jetzt hast du die richtige Spur: leer – bleibe einfach mal bei dieser Empfindung von leer!»

Nach einer Weile, vielleicht 30 – 40 Sekunden frage ich nach: *«Wo bist du jetzt? Kannst du sie noch spüren, diese Leere?»*

Mit Hilfe dieser Art von Dialog schaffen es die meisten früher oder später, in ihren eigenen Körper zu spüren. Langsamkeit ist bei jedem Schritt dieser Arbeit enorm wichtig.

Als Nächstes will ich sicherstellen, dass dieses Spüren, dieses innere Wahrnehmen, nicht bewertet wird. Es gibt kein richtig und falsch in diesem Gebiet. Sogar wenn jemand darauf beharrt, nichts zu spüren, antworte ich zum Beispiel: «*Gut! Versuche jetzt, diesem «nichts» etwas Gesellschaft zu leisten. Einfach eine Weile Zeit mit ihm zu verbringen, in der Hoffnung, mehr von ihm zu erfahren.*»

Bei vielen Klienten tauchen auch Bilder auf, Bilder, die zu diesem «gefühlten Etwas», diesem «Felt Sense» in Beziehung stehen. Hier frage ich zuerst nach Einzelheiten, doch dann immer wieder nach dem Körperbezug. «*Wie fühlt es sich für dich an mit diesem Bild?*»

All meine Fragen richten sich im Grunde an den «Felt Sense», den gefühlten Sinn. Ich ermutige die Klientin, auf Veränderungen dieser Wahrnehmung zu achten. Diese sogenannten «Felt Shifts» zeigen sich oft nur sehr subtil, mitunter aber auch sehr deutlich. Mit ihnen gehen die Veränderungen der Wahrnehmung des jeweiligen Problems Hand in Hand.

All dies sind nur Andeutungen. Gerade für Barfuss-Therapeutinnen lohnt es sich sehr, sich mit Focusing[83] vertraut zu machen. Es bildet in meiner Arbeit den wichtigsten Grundpfeiler der Gesprächsbegleitung.

Auch die Grundlagen der Gewaltfreien Kommunikation, wie sie im ersten Kapitel beschrieben sind, sollten verinnerlicht sein. Alles was der Mensch denkt, fühlt und tut, steht im Dienste seiner Bedürfnisse. Werden diese direkt an- und ausgesprochen, fördert dies das gegenseitige Verständnis ungemein. Eine einfühlsame, empathische Verbindung wird im Körper als Felt Sense wahrgenommen. Auch die Einsicht, dass sogenannt schlechte Gefühle den direkten Weg

---

83   Nach Eugene Gendlin

zu ihren zu kurz kommenden Bedürfnissen bilden, ist für viele die Offenbarung.

Deshalb empfehle ich unbedingt ein Grundlagenstudium in Gewaltfreier Kommunikation. Gerade die Verbindung mit Focusing ergibt ein machtvolles therapeutisches Werkzeug. Auf dieser Basis lasse ich dann nach Bedarf und momentaner Situation auch Elemente anderer Methoden einfliessen.

Das oben erwähnte «Somatic Experiencing», «The Work» und die «Logosynthese», sowie viele andere Modelle der Prozessbegleitung basieren letztlich auf jenen oft subtilen Veränderungen des «Felt Senses» bzw. der Selbst-Wahrnehmung.

Lebens- und Heilmitteltest

Mit Hilfe des BgT kann ich die Wirkung von verschiedenen Heilmitteln testen und der Klientin entsprechende Empfehlungen geben.

Nachdem ich den Rücken mit ein paar Massagegriffen in ein gutes Spannungsgleichgewicht gebracht habe, lasse ich die Klientin eine Probe des in Frage kommenden Mittels in die Hand nehmen. Wenn sich darauf reflektorische Verspannungen im Bindegewebe zeigen, ist das Mittel nicht geeignet oder braucht (falls es von anderer Seite her empfohlen ist) gegebenenfalls eine Ergänzung.

Ich selber empfehle natürlich nur Mittel, die ich gut kenne. Das sind neben ein paar Nahrungsergänzungsmitteln vor allem homöopathische Urtinkturen, Schüsslersalze, andere

Mineralstoffe, Bachblüten und die Knospenpräparate der Gemmotherapie.

Auch Nahrungsmittel-Intoleranzen lassen sich auf diese Weise leicht feststellen und behandeln. Sobald klar wird, welche Strukturen bei einem bestimmten Stoff mit Stress reagieren, kann ich geeignete therapeutische Massnahmen ergreifen. Das können Heilmittel aber auch alle anderen therapeutischen Interventionen sein.

Ein Fallbeispiel

Ein 60jähriger rechtshändiger Mann erzählte mir von einem sonderbaren Symptom, das ihn schon sein ganzes Erwachsenenleben, also über 40 Jahre lang begleite: Seine rechte Handfläche fühle sich rauh und rissig an. Die Haut dieser Hand sei zudem sehr empfindlich und entzünde sich schnell beim Kontakt mit Fremdstoffen. Die andere Hand wiederum sei völlig normal. Der Unterschied der beiden Hände war deutlich zu sehen.

Dieses Leiden war während eines Praktikums in seiner Ausbildung aufgetreten. Einerseits war er damals zum ersten Mal für längere Zeit von seiner Familie getrennt, andererseits hasste er seinen Chef. Es ekelte ihn regelrecht vor ihm, besonders wenn dieser seine Hand auf seine Schulter legte. Er hätte dann am liebsten zugeschlagen, durfte dies aber natürlich nicht tun. Er musste im Gegenteil für diesen Chef die Drecksarbeit machen und fühlte sich dabei «in der Scheisse». Auch jetzt noch konnte er sich dieses Gefühl sofort vergegenwärtigen.

Nach diesen Ausführungen liess ich ihn für den BgT vor mich sitzen, machte ein paar Ausgleichsstreichungen und strich dann über seine betroffene Hand. Sofort zeigten sich reaktive Verspannungen im Bindegewebe des Rückens.

Als erstes meldete sich der Nieren-Meridian. Mit der Urtinktur «Urtica dioica» in der Hand beruhigte sich dieser sofort. Ich empfahl ihm davon 3 x 5 Tropfen täglich einzunehmen.

Gegen die chronische Entzündung der Haut mischte ich ihm eine Crème auf Jojobaöl-Basis mit ein paar Heilmitteln, die ich vorher auf gleiche Art ausgetestet hatte. Es handelte sich um das Schüssler-Salz Kalium Chloratum, als Verstärker das Gemmomittel «Eberesche» und einige Tropfen der Bachlüten «Star of Bethlehem», «White Chestnut» sowie «Willow».

Der Umstand, dass er sich die unangenehmen Gefühle gegenüber seinem ehemaligen Chef noch immer deutlich vergegenwärtigen konnte, rief für mich nach «Logosynthese». Ich begleitete ihn über drei Runden, was ihm eine deutliche Erleichterung verschaffte.

Ich sah den Klienten erst nach vier Wochen wieder. «Unglaublich!» meinte er. Schon nach wenigen Tagen sei die Hand spürbar besser geworden und zeige kaum noch Reaktionen auf Fremdstoffe.

Tatsächlich sah sie auch für mich viel besser aus und fühlte sich weicher an.

Fünftes Kapitel
Selbsterfahrung

Mit diesem Kapitel wirst du lernen, das bisher Gelesene in dir zum Leben zu erwecken. Damit erweiterst du neben deinem Wissen auch die Kompetenz, das Gelernte im Herzen zu verstehen und mit Händen zu greifen.

Besorge dir ein Schreibheft oder Buch, um darin festzuhalten, was du mit den vorgeschlagenen Übungen erfährst. Diese Aufzeichnungen sind wertvoll, weil du auf diese Weise feststellen wirst, welch grosse Fortschritte du in deinen Fähigkeiten gemacht hast.

Wer weiss, vielleicht wird es mit der Zeit sogar zu deinem wichtigsten Logbuch?

Beginne deine Aufzeichnungen mit der Beantwortung folgender Fragen. Falls du dich noch nicht sicher genug fühlst, schlage ruhig in den entsprechenden Kapiteln nochmal nach.

- Wie heissen die wichtigsten Lebensbedingungen des Menschen?
- Was bedeutet Lebenskraft in diesem Kontext?
- Wie definierst du Krankheit?
- Welche Aufgabe und Bedeutung übernimmt das Autonome Nervensystem?
- Hast du schon Erfahrungen mit Körpertherapie gemacht? Mit welcher Methode? Als Therapeutin oder Klient?

- Was bedeutet Prozess-Begleitung im Zusammenhang mit Therapie?

- Mit welchen Heilmitteln hast du schon gute Erfahrungen gemacht? Gibt es auch schlechte Erfahrungen?

- Was ist das für dich Wichtigste in diesem Buch? Was hast du dabei gelernt?

Der folgende Leitfaden führt dich noch einmal durch alle wesentlichen Aspekte des vorangegangenen Stoffes. Er lässt dich das Unfassbare spüren und den lebendigen Körper begreifen.

Probiere mit der Zeit alle vorgeschlagenen Übungen aus, wiederhole und kombiniere sie nach Bedarf. Du wirst staunen, wie schnell du damit eine Tiefe erreichst, die du dir vielleicht nie erträumt hast. Nimm dir für jedes Kapitel mindestens einen Monat Zeit.

Im Kontakt mit dem *Basis-Selbst* liegt der Schlüssel zum *hohen Selbst* und dessen umfassenden Möglichkeiten.

Nimm dir für die Übungen genügend Zeit, gerade für die Übungen, die du schon kennst. Sorge auf jeden Fall dafür, dass dein Telefon jeweils stumm geschaltet ist und auch sonst nichts stören kann. Gewisse Übungen können unangenehme Folgen haben, wenn sie unterbrochen werden.

Mach es dir ausserdem zur Gewohnheit, dich nach den Übungen im Innenraum, im äusseren Raum zu orientieren: Öffne dazu die Augen, richte dann einen klaren Blick nach beiden Seiten, indem du den Kopf mitdrehst. Damit lernt dein Basis-Selbst klar zwischen Innen- und Aussenwelt zu unterscheiden. Das mag seltsam klingen, ist aber wichtig; tatsächlich ist dieser Unterschied für das Basis-Selbst nicht unbedingt gegeben.

Bei den Übungen zum ersten Kapitel lernst du, dein Bewusstsein dem Wesentlichen, deinem Sein, zuzuwenden. Es folgen Meditationen zu deiner Gesundheit, deinen Gefühlen und Bedürfnissen, deiner inneren und äusseren Wahrnehmung. Damit lernst du immer mehr, selbst zum Steuermann deines Lebensschiffes zu werden.

Die Übungen des zweiten Kapitels erschliessen dir die Geheimnisse des lebendigen Körpers. Du wirst vor allem für das Ätherische, das Feinstoffliche sensibilisiert. Auch ohne im wörtlichen Sinne hellsichtig zu werden, lernst du den Lebensleib buchstäblich mit Händen zu spüren.

Bei den Übungen des dritten Kapitels geht es um dich persönlich: Du wirst dir als erstes all deine wunderbaren Ressourcen bewusst machen; Ressourcen, die dir zweifellos zur Verfügung stehen und die vielleicht schon lange verzweifelt darauf warten, endlich aktiviert zu werden. Dann untersuchst du deine Biographie im Hinblick auf Erlebnisse, die dich geprägt haben, um zu verstehen, welche Symptome und Charakterzüge du dir daraus gebildet hast.

Bis hierher kannst du alle Übungen machen, unabhängig davon, wie du das Gelernte in dein Leben integrieren willst. Sie dienen sowohl dem Anfänger, wie auch dem «Profi», der vielleicht vieles schon kann, aber auch weiss, dass lernen keine Grenzen kennt.

Die Übungen zum vierten Kapitel brauchst du nur, wenn du therapeutisch arbeitest oder arbeiten willst, egal, ob in der

Familie, im Freundeskreis, haupt- oder nebenberuflich. Auch mit diesen Übungen wirst du wahrscheinlich das eine oder andere Gebiet finden, das du noch nicht betreten hast. Sei dir jedoch bewusst, dass dies nur Anregungen sind. Sie ersetzen keinesfalls praktische Schulungen in den verschiedenen Gebieten der Körpertherapie. Weil du inzwischen zweifellos gelernt hast, das Wesentliche vom Unwesentlichen zu unterscheiden, wirst du dir dabei viel unnötigen Ballast ersparen können.

Übungen zum ersten Kapitel

In diesem und den folgenden Kapiteln wirst du ganz verschiedenartige Übungen finden. Die einen bestehen lediglich daraus, dass du über bestimmte Fragen nachdenkst, bzw. meditierst. Andere sind aus mehreren Schritten aufgebaut. Für einige von ihnen lohnt es sich, sie zuerst auf einen Tonträger zu sprechen, um nicht während der Übung jeden Schritt nachlesen zu müssen.

Mach dir zu jeder Übung ein paar Notizen. Das hilft zu reflektieren und gibt dir Orientierung in deinem Wachstumsprozess.

Deine Gesundheit

- *Nimm dir etwas Zeit und notiere ein paar Dinge von denen du glaubst, dass sie für deine Gesundheit wichtig sind. (Ernährung, Hygiene, Sport, ...)*

- *Wie ist dein eigenes Verständnis deiner Lebensumstände und der Sinnhaftigkeit deiner Symptome? Wie weit siehst du dich heute in der*

Lage, im Krankheitsfall eigenverantwortlich handeln zu können?

Deine zu kurz kommenden Bedürfnisse

- *Welche deiner lebendigen Bedürfnisse kommen öfter zu kurz? Mach eine Liste. Versuche dabei ganz auf den Grund zu kommen. (Ferien sind kein Bedürfnis in unserem Sinn. Darunter liegen wahrscheinlich Ruhe und Erholung!)*

- *In welchem Kontext reagierst du aggressiv oder depressiv? Welche bessere Alternative könntest du jeweils wählen?*

Genährte und unterernährte Bedürfnisse

Folgende Grundbedürfnisse wollen immer wieder erkannt werden: Licht, Wärme, Nahrung, Bewegung, Ruhe, Sicherheit, Zugehörigkeit, Austausch, Autonomie, Kreativität, Sinnhaftigkeit und Liebe.

- *Atme ein paar mal tief ein und aus und beantworte dir zu jedem dieser Bedürfnisse folgende Fragen: Ist es bei mir genährt? Was geht dabei «auf Kosten» anderer Bedürfnisse? Was kommt generell zu kurz?*

- *Welche Lebensbereiche (Beziehungen, Beruf, Freizeit, etc.) liegen in deiner Komfortzone? Wo kommst du an deren Grenze? Was ist, oder was wäre ausserhalb?*

Wahrnehmung

Vor der nächsten, etwas umfangreicheren Übung, ein kurzer Rückblick zum Kapitel Wahrnehmung: Zu allem und jedem, was wir wahrnehmen, gesellt sich sofort eine Interpretation und oft genug auch ein Urteil und entsprechende Emotionen. Dieser Automatismus lässt sich zwar nicht ganz vermeiden, doch wir sollten uns dessen stets bewusst sein und unsere Aufmerksamkeit nicht davon ablenken lassen. Wir können zum Beispiel den «inneren Kritiker» bitten, für die Dauer der Übung etwas Geduld zu zeigen.

- *Such dir einen ruhigen Platz, wo du ungestört sein kannst. Nimm dir für jeden Schritt ein paar Minuten. Es kann sein, dass dir diese Art Gewahrsein noch ganz fremd ist. Stell dir einfach vor, dass dir dieses «in dich hineinspüren» schon ganz vertraut ist. Mit anderen Worten: Der Weg ist das Ziel!*

- *Spüre jetzt in deinen physischen Körper. Beginne bei den Füssen, spüre den Kontakt zum Boden. Spüre das Gewicht deiner Füsse und mache dir bewusst, welchen Raum sie einnehmen. Geh dann innerlich in gleicher Weise den ganzen Körper durch.*

- *Mach dann das gleiche mit dem Blick auf deinen Lebensleib. Stell dir vor, wie jeder deiner Körperteile von Leben durchströmt ist. Spüre auch in das Feld, das dich unmittelbar umgibt und die Leichtigkeit, die zusammen mit der Schwere deines physischen Körpers eine perfekte Harmonie schafft.*

- *Lenke dann deine Aufmerksamkeit auf deinen Seelenleib. Mach dir seine Kräfte bewusst, die in deinen Muskeln liegen, die dir Beweglichkeit verschaffen. Geh dazu den ganzen Körper von den Füssen bis zum Kopf durch. Mach dir aber auch klar, wie du von Empfindungen und Gefühlen durchströmt wirst, die dir die Umwelt sympathisch bzw. antipathisch erscheinen lässt.*

- *Mache dir als letztes klar, dass du jeden der bisherigen Schritte nur mit Hilfe deines Geistes tun konntest, der auch in all deinen Gliedern wohnt. Er verleiht dir die einzigartige Fähigkeit, dein Bewusstsein nach deinem eigenen Willen zu lenken.*

Innere Wahrnehmung

Bei der folgenden Übung geht es um innere Wahrnehmung, im ersten Kapitel als *Lebenssinn* beschrieben. Diese Übung ist essentiell und sollte immer wieder praktiziert werden. Sie macht nicht nur empfänglicher für unsere wirklichen Bedürfnisse, sondern spart auch eine Menge Zeit und Energie, die wir oft mit Problemen und Sorgen verschwenden. Nimm dir für jeden Abschnitt eine halbe bis mehrere Minuten Zeit.

- *Setz dich mit geradem Rücken auf einen Stuhl. Stell dir vor, dass du in einem energetischen Ei sitzt, dessen Dimension von der Sitzfläche bis zur Mitte deines Kopfes reicht. Heraus ragen Beine, Arme und der obere Teil des Kopfes.*

- *Schaff Dir wieder den nötigen Freiraum, sowohl äusserlich, wie auch innerlich. Gedanken kannst du ziehen lassen wie die Wolken am Himmel - ohne dich an sie zu hängen.*

- *Das vorgestellte Ei, den dicken Teil unten, bildet die Sphäre deiner Empfindungsseele. Nimm dir Zeit, dich da hinein zu fühlen. Es ist egal ob du dabei etwas innerlich siehst, hörst oder spürst. Richte einfach deine ganze Aufmerksamkeit auf diesen Raum. Erforsche seinen Inhalt. Schweife darin umher und versuche zu ergründen, wie verschieden sich verschiedene Bereiche darin anfühlen.*

- *Achte dabei auf Helligkeit, Wärme, Spannungen und auch alles, was sich vielleicht weniger deutlich zeigt. Vieles davon kannst du vielleicht nicht gleich benennen. Das ist im Moment auch gar nicht nötig.*

- *Falls du nichts spürst – wunderbar! - richte einfach deine ganze Wahrnehmung auf dieses Nichts!*

- *Versuche nicht, Gedanken festzuhalten! Was davon wichtig war, wird wieder kommen und das kannst du dann auch aufschreiben.*

- *Verweile einfach noch etwas bei deiner – vielleicht jetzt veränderten – Empfindung.*

- *Bedanke dich dann bei deinem Organismus, der dir dieses Leben mit immer neuen Schritten ermöglicht.*

Focusing

Sicher gibt es Dinge im Leben, über die du schon oft nachgedacht hat, mit denen du aber noch nicht weitergekommen bist. Der folgende Focusing-Prozess[84] kann helfen, einem bestimmten Thema etwas näher zu kommen.

- *Mach dir eine kleine Notiz zu einem Thema, das du weiter entwickeln möchtest. (z.B. «wenn ich an die ausstehende Steuerrechnung denke ...)*

- *Schaffe dir dann den inneren Freiraum mit dem oben beschriebenen Fühl-Ei, und schau, wie sich der Raum verändert, wenn du jenen Gedanken, oder jenes Problem in diesen Raum hinein nimmst.*

- *Wo und wie spürst du eine Resonanz zu diesem Gedanken? Das kann irgendwo innerhalb deines imaginierten Eies sein, an einer oder an mehreren Stellen. (Vielleicht spürst du dort eine gewisse Schwere...) Bleib eine Weile an der für dich auffälligsten Stelle, ohne diese Wahrnehmung zu bewerten oder sonst darüber nachzudenken.*

- *Vielleicht taucht dazu ein Bild auf, oder ein Wort oder Satz stellt sich in deinen inneren Raum.*

- *Schenk auch diesem für eine halbe Minute deine Aufmerksamkeit und kehr dann zu deiner Körperempfindung zurück. Hat sie sich verändert? Wie hat sie sich verändert?*

- *Auch jetzt kein Stress, falls du das Gefühl hast, nichts wahrzunehmen. Dein «Nichts» kann genau so viel beinhalten wie die ausgeprägteste Empfindung! Bleib einfach eine Weile dabei.*

- *Pendle ein paar Mal zwischen deiner Körperwahrnehmung und   dem zugehörigen Bild, Wort, Satz,*

---

84 Nach E.Gendlin

Klang oder «Nichts» und achte auf subtile Veränderungen aller auftauchenden Elemente.

- Wahrscheinlich hat sich deine Wahrnehmung inzwischen viel deutlicher focusiert. Ein «gefühlter Sinn» (Felt Sense) für dein Problem ist entstanden. Versuche diesen als eine Art Wesen in dir zu betrachten, ein Wesen, mit dem du kommunizieren kannst.

- Stell ihm dann ein paar Fragen wie: «Wie fühlt es sich für dich (dieses Wesen) an?», «Was ist das Schlimmste am Ganzen?», «Was brauchst du?», «Was brächte eine Veränderung?» oder «Wie könnte es sich anfühlen, wenn die Veränderung schon eingetreten wäre?»

- Lass dir für jede dieser oder ähnlicher Fragen genügend Zeit und achte wiederum auf subtile Änderungen des Felt Sense. Die allfälligen Antworten deines Kopfes interessieren in diesem Moment nicht.

- Bedanke dich bei deinem Körper, dass er dich an seiner Weisheit hat teilhaben lassen.

- Mache dir anschliessend wieder ein paar Notizen.

Ärger

Der Umgang mit Ärger stellt eine der grössten Herausforderungen dar, wenn wir uns weiter entwickeln wollen. Ihn einfach zu unterdrücken ist keine Option; sie macht höchstens krank und lässt den Ärger gegebenenfalls erst recht explodieren. Besser ist, ihm auf den Grund zu gehen. Dabei spielt es keine grosse Rolle, ob du dich über andere oder dich selbst ärgerst. Dein Körper, bzw. dein Basis-Selbst hat den gleichen Stress dabei.

Wie reagierst du wenn du dich ärgerst? Notier dir dazu eine kürzlich erlebte Situation, in der du dich geärgert hast. Beginn mit etwas eher Banalem!

- *Schaff dir erst wieder deinen sicheren Raum, wie du es jetzt schon kennst.*
- *Spüre dann die Resonanzen zu jener Situation in deinem Fühlraum.*
- *Welche Urteile tauchen auf in deinem Kopf?*
- *Welche deiner Bedürfnisse kamen zu kurz?*
- *Kannst Du jetzt die tiefer liegenden Gefühle wahrnehmen?*
- *Was würde in ähnlichen Situationen helfen, statt dich zu ärgern?*

Sei dir bewusst, wie du mit jeder weiteren Übung deine Fähigkeiten erweiterst, dir und anderen Menschen zu mehr Gesundheit, Sinn und Lebensfreude zu verhelfen.

Übungen zum zweiten Kapitel

Die folgenden Übungen dienen alle dazu, dich für das Feinstoffliche, das Ätherische zu sensibilisieren. Falls du körpertherapeutisch arbeiten willst, werden dir diese Übungen eine gute Grundlage für die Sensibilität deiner Hände verschaffen.

Deine «äussere Aura»

Dein «Hoheitsgebiet» umgibt dich Ei-förmig ungefähr so weit, wie dein ausgestreckter Arm reicht.

- *Mach dir bewusst, wie du innerlich auf verschiedene Menschen reagierst, wenn sie deinem «Hoheitsgebiet» nahe kommen oder gar eindringen. Wann ist es angenehm und wann eher unangenehm bis bedrohlich?*

Die «innere Aura»

- *Setz dich für ein paar Minuten an einen ruhigen Platz und entspanne dich. Nähere dich dann mit den Fingerspitzen der einen Hand zügig der anderen, bis du einen leichten Widerstand spürst. Es kann sich zum Beispiel anfühlen wie das Eintauchen in ein etwas dichteres Medium.*

Jetzt bist du in der Lage deine innere Aura überall zu spüren, wo du mit deinen Händen hinkommst:

- *Streiche mit einer Hand langsam entlang des gegenüberliegenden Beines mit etwa 10 – 15cm Abstand. Achte dabei auf die Oberfläche der Aura.*

- *Fühlt sie sich überall gleichmässig an oder gibt es Unregelmässigkeiten in Form von Ein- oder Ausbuchtungen?*

- *Wiederhole das Ganze mit der anderen Hand am anderen Bein.*

- *Mach das gleiche über anderen, deinen Händen zugänglichen Stellen.*

- *Wechsle dein Gewahr-sein auch immer wieder nach innen, zu deinem «Felt Sense».*

Mit mehr Übung kannst du in gleicher Weise die Aura anderer Menschen, Tiere, Pflanzen und schliesslich sogar sogenannt lebloser Gegenstände wahrnehmen. Achte auf die unterschiedlichen Qualitäten!

Solche Übungen helfen nicht nur, deine Hände mehr und mehr zu sensibilisieren, sondern auch deinen Geist von der Vorherrschaft des «inneren Kritikers» zu befreien.

Der Bindegewebe-Tastbefund - BgT

Keine andere Körperstruktur reagiert so schnell und eindeutig auf Impulse und Einflüsse des Aetherleibs wie die Extrazelluläre Matrix EZM. Beim manuellen Arbeiten – sowohl an dir selbst, wie auch in der Therapie – hat dieser Test eine zentrale Bedeutung.

Mit seiner Beherrschung öffnen wir ein «Fenster zur Grundregulation». Das heisst, du kannst die Regulationsvorgänge deines Bindegewebes, das alle Körperstrukturen nicht nur verbindet, sondern auch physisch und energetisch versorgt, mit deinem erweiterten Tastsinn wahrnehmen.

In seiner einfachsten Form gleicht der BgT einem kinesiologischen Test. Du wirst aber bald bemerken, dass seine Anwendung weiter reicht. Vor allem in seiner therapeutischen Anwendung am Rücken des Menschen bekommst du ein analoges Bild der Reaktionslage des Organismus. Das eröffnet einen sehr breiten Anwendungsbereich, der vom einfachen kinesiologischen Abfragen bis zu differenzierten Heilmitteltests reicht.

Es lohnt sich also, diese Technik gründlich zu erarbeiten. Am besten beginnst du mit dem eigenen Körper. Sicher hast du mit den vor-gängigen Übungen schon viel Gespür entwickelt, so dass du auch diese meistern wirst.

Wie im zweiten Kapitel beschrieben, verändert die EZM des Bindegewebes seinen Tonus analog dem Strömen der Meridiane, d.h. der Lebenskräfte, die dem Bereich des «chemischen Äthers» zugeordnet sind. Später, wenn du ihren Verlauf und die darauf liegenden Tsubos näher kennenlernst, kannst du mit ihrer Hilfe präzise feststellen, wo genau sich allfällige Energieflussstörungen zeigen.

Am eigenen Leib können wir den Tonus des Bindegewebes am Rumpf überall dort wahrnehmen, wo wir eine Hautfalte zu fassen kriegen. Ich beginne vorzugsweise in der Gegend des unteren Brustkorbes und des oberen Bauchraumes. Am Anfang ist es einfacher, direkt auf der Haut zu üben.

Mach dir wiederum klar, dass unsere Sinne, wie im zweiten Kapitel beschrieben, stets mehrkanalig arbeiten. Ein Tastsinn alleine liefert noch kaum brauchbare Information. Bei jedem Tasten sind zumindest subtile Bewegungen, sowie Wärmeempfindungen mit im Spiel. So wirst du deine Wahrnehmungen immer besser verstehen, lenken und verfeinern können.

- *Nimm jetzt seitlich über den untersten Rippen links und rechts je eine kleine Hautfalte zwischen Daumen und Zeigefinger und drücke sie ganz leicht zusammen. Durch die Haut spürst du den Tonus des darunter liegenden weichen Bindegewebes.*

- *Taste auf diese Weise das ganze Gebiet, welches du bequem mit deinen Händen erreichen kannst, durch. Mach das stets symmetrisch mit beiden Händen gleichzeitig.*

- *Je weniger Kraft du zum Fassen der Hautfalte aufwendest, desto subtiler wirst du Tonus-Unterschiede bemerken können. Geniesse diesen neuen Kontakt zu deinem Körper und damit auch zu deinem Basis-Selbst.*

- *Geh dann zu einer Stelle, die sich auf beiden Seiten ausgeglichen anfühlt.*

- *Sage dir: «Ich heisse Jakob» (oder gib dir sonst einen Namen, der nicht deiner ist.)*

- *Hast du die Tonusänderung bemerkt? Die Symmetrie der Wahrnehmung wurde augenblicklich gestört. Das Basis-Selbst reagiert klar auf Unwahrheiten.*

- *Nenn dich dann mit deinem eigenen Namen.*

- *Die Symmetrie ist wieder da.*

Das gleiche Spiel kannst du mit allen möglichen Aussagen machen und beobachten, ob dein Organismus damit einverstanden ist.

Mach dir keine Sorgen, wenn es nicht auf Anhieb klappt. Glaub deinem «inneren Kritiker» nicht, wenn er sagt: «Ich kann das nicht». Versuche nicht krampfhaft, «auf Anhieb» etwas zu spüren. Mach einfach am nächsten Tag weiter - bis es klappt. Früher oder später wirst du deutliche Antworten bekommen.

Das Beherrschen dieser Übung bildet eine wichtige Basis deiner therapeutischen Arbeit, weil du damit jede

Intervention, vornehmlich am Rücken deines Klienten, überprüfen kannst.

Übungen zum craniosacralen System

Das *Craniosacrale System* schwingt in einem eigenen von Atmung und Herzschlag unabhängigen Rhythmus. Er beruht auf einem sehr subtilen Dehnen und Zusammenziehen dessen Knochen und Membranen und des darin eingebetteten zentralen Nervensystems ZNS. Die Qualität des craniosacralen Rhythmus CSR reflektiert den momentanen Zustand des ZNS.

Die Frequenz des CSR liegt zwischen sechs und zehn Zyklen pro Minute. Sie ist in der Regel sehr stabil, doch in gewissen Momenten verschwindet sie auch völlig. Es sind Momente der Neuorganisation des ZNS; für die Therapeutin auch ein Hinweis zu warten und dem Organismus Zeit dafür zu lassen.

Das Wahrnehmen des CSR

Mit der folgenden Übung wirst du den craniosacralen Rhythmus am eigenen Kopf kennenlernen.

- *Setz dich dazu an einen Tisch, stütze die Ellbogen darauf und lege deine Hände so an den Kopf, dass sich die Mittelfinger am Scheitel fast berühren. Versuche den Auflagedruck der Hände am Kopf so leicht wie möglich zu machen.*

- *Allmählich kannst du wahrscheinlich verschiedene Bewegungsmuster wahrnehmen. Vielleicht be-*

merkst du als erstes irgendwo am Kopf das Pulsieren des Blutes. Dann kannst du auch wesentlich langsamere Bewegungen spüren.

- *Zum Beispiel deine Atmung. Du weisst ja: Alles Lebendige bewegt sich – muss sich bewegen. Folge einfach mit deiner Aufmerksamkeit den Bewegungen die sich gerade zeigen. Schliesslich wirst du ein regelmässiges Muster spüren.*

- *Dieses Bewegungsmuster ist sehr subtil und gleichzeitig auch kraftvoll. Stell dir vor, du hättest den Erdball zwischen deinen Händen und spürst die Gezeiten; Ebbe und Flut.*

- *Auch hier gilt: Erzwinge nichts! Wahrnehmung braucht Gelassenheit. Lass dir Zeit! Wenn du heute glaubst, nichts zu spüren, versuche es am nächsten Tag. Schliesslich wirst Du diesen Rhythmus klar und deutlich spüren.*

Der CSR ist nicht nur am Craniosacralen System spürbar, sondern, mit etwas Übung, am ganzen Körper. Plane also mindestens eine halbe Stunde ein und sorge dafür, dass du während dieser Zeit nicht gestört wirst. Das ist sehr wichtig! Ich selber habe mir durch Nicht-Beachtung dieses Rats – ich wusste es damals nicht besser – erhebliche Schwierigkeiten eingehandelt.

Wahrscheinlich wirst du bald spüren, warum das so ist. Stell für die folgenden Übungen einen Timer mit sanftem Klingelton auf etwa 20Minuten. Länger solltest du, vor allem zu Beginn, auf keinen Fall praktizieren.

Es geht jetzt darum, den Fokus deiner Aufmerksamkeit auf die subtilen Eigenbewegungen deiner Beine zu richten, wenn du völlig still sitzest. Die Sensoren für diese Bewegung liegen nicht in den Handflächen (wie auch bei der Übung am Kopf) sondern eher im Raum deiner Unterarme, die sich automatisch mit bewegen.

- *Setz dich also, diesmal mit geradem Rücken, so auf einen Stuhl, dass die Beine parallel stehen und die Knie einen rechten Winkel bilden. Lege deine Hände locker auf die Oberschenkel.*

- *Der Fokus deiner Aufmerksamkeit liegt beim Bewegungs- und Gleichgewichtssinn. Es geht um die subtilen Bewegungen, die deine Oberschenkel und Knie, und mit ihnen deine Hände und Unterarme im Raum machen.*

- *Sicher kannst du bald bemerken, wie du tatsächlich kleine autonome Bewegungen deiner Beine wahr-nehmen kannst. Gehe innerlich einfach mit und bleibe dabei in einer meditativen Haltung. Halte den Rücken gerade und hänge dich nicht an allfällige Gedanken.*

- *Mit der Zeit wirst du wahrnehmen, wie sich diese subtilen Bewegungen zu einem langsamen Rhythmus formen, der immer deutlicher wird.*

- *Tatsächlich kannst du jetzt – oder später - spüren, wie sich deine Hände auf den Oberschenkeln wie auf einer Achse drehen, eine Achse, die von den Oberschenkelknochen gebildet wird.*

- *Es ist eine sehr langsame Bewegung. Sie braucht ca. 3 – 4 Sekunden für die Auswärtsrotation und die gleiche Zeit wieder zurück.*

- *Obwohl diese Bewegung einer sehr langsamen Ein- und Ausatmung gleicht, handelt es sich um eine völlig autonome Bewegung.*
- *Folge ihr einfach eine Zeitlang mit deiner Aufmerksamkeit.*

Du kannst die Übung auch auf dem Rücken liegend machen, indem du die Hände entspannt auf die äussere Kante der Beckenschaufeln legst und dich dort auf den CSR einstimmst.

Das Anhalten des CSR

Die folgende Übung schliesst an die Vorangegangene an. Sie erfordert eine hohe Konzentration. Voraussetzung dazu ist ein sehr deutliches und kräftiges Gewahrsein des CSR. Mach sie erst, wenn du dazu in der Lage bist und während der Übung nicht gestört werden kannst.

Mach diese Übung nur mit gerader Wirbelsäule; entweder sehr aufrecht im Sitzen oder flach liegend.

- *Verfolge den CSR wie oben beschrieben über mehrere Zyklen in die Innenrotation und in die Aussenrotation.*

- *Richte beim nächsten Umschlagpunkt in die Aussenrotation eine Kraft von wenigen Gramm gegen diese Bewegung und folge dann wieder der Innenrotation bis zum Umschlagpunkt, oder auch allfällig auftretenden anderen Bewegungen. Setze der Aussenrotation mit deinen Händen einen präzisen Widerstand entgegen; d.h. achte darauf, dass deine aufgewendete Kraft genau derjenigen entspricht,*

*welche den CSR auf die Muskulatur deiner
Oberschenkel ausübt. Diese Kraft entspricht
ungefähr dem Gewicht einer Ein-Euro-Münze.*

- *Mach dies so lange, bis jede Bewegung zum
  Stillstand kommt. Geniesse diese Stille und bleibe
  unbedingt so lange in deiner Position, bis du den
  CSR wieder deutlich spürst.*

Vielleicht hast du bemerkt, wie dieser Stillpunkt dein
ganzes Wesen zur Ruhe bringt und magst anschliessend
ein paar Notizen dazu machen. Wahrscheinlich bemerkst
du einen gewissen Unterschied, wie du den Stillpunkt
erlebst; sitzend oder liegend.

Wichtig: Das Anhalten des CSR ist nur mit gerader
Wirbelsäule sinnvoll. Versuch es also nicht beim Kopf, wenn
du am Tisch sitzt. Es könnte unangenehme Folgen haben.

Naturrhythmen

Der Sinn der folgenden Übung liegt darin, ein Gefühl für
rhythmische Strukturen in der Natur zu bekommen und
damit deine innere Wahrnehmung zu weiten.

Such dir dazu einen Platz im Freien mit einem möglichst
weiten Ausblick. Ideal ist ein Platz, von dem aus du mindestens vier räumlich voneinander abgesetzte Zonen über-
blicken kannst. Von einer Anhöhe aus könntest du z.B. eine
Wiese als Nahbereich sehen. Etwas entfernter dann die
Häuser eines Dorfes, dann die entfernteren Dörfer als
Ganzes und am Horizont schliesslich Berge.

- *Entspanne dich und richte deine Aufmerksamkeit
  auf den Nahbereich. Lass dabei die Dinge einfach*

auf dich wirken, ohne über sie nachzudenken. Bleib solange bei dieser Zone, bis du den innerlichen Drang spürst, den Blick zur nächsten Zone schweifen zu lassen.

- *Verweile auch da etwas, bevor du weiter gehst und dich über die verschiedenen Stufen dem Horizont näherst. Bleibe so lang dort, bis es dich zurückzieht und du im gleichen langsamen Rhythmus wieder in deiner unmittelbaren Umgebung angekommen bist.*

- *Wiederhole diesen Vorgang für eine längere Zeit, mindestens jedoch 10-20 Mal. Idealerweise dauert ein ganzer Durchgang etwas länger als anderthalb Minuten. Dies ist ein konstanter, allem Lebendigen innewohnender Rhythmus. Mit dieser Übung kannst du lernen, dich darauf einzustimmen, doch mach dir keinen Stress, wenn das nicht auf Anhieb gelingt.*

- *Richte dann den Blick wieder nach innen, schau auf deine Atmung und versuche zu erlauschen, was in deinem Inneren tönt.*

Übungen zum dritten Kapitel

In diesem Kapitel geht es um die Ursache von Krankheiten jenseits von Fehlernährung und mangelnder Bewegung. Es geht auch um die Entstehung persönlicher Eigenschaften und Merkmale.

Schaff dir für die folgenden Fragen zuerst wieder den sicheren Freiraum wie er im letzten Kapitel beschrieben ist. Nimm dir für jede Frage genügend Zeit und mach dir anschliessend Notizen.

Ressourcen

- *Was stärkt dich?*
- *Bestimmte Menschen?*
- *Natur?*
- *Hobbys?*
- *Anders?*

Auslöser von Prozessen

- *Erinnerst du dich an UDIN Situationen?*
- *Wo, wann und wie hast du Gewalt erfahren – an dir selbst oder an anderen?*
- *Was ist die schlimmste Erinnerung in deiner Vorschulzeit?*
- *Was ist die schlimmste Erinnerung an deine Schulzeit?*
- *Wo, wann und wie hast du Gewalt ausgeübt?*
- *Deine Symptome?*
- *Wie reagierst du, wenn du Stress «hast»?*
- *Welche VAKOGS können bei dir heftige Emotionen oder Körperreaktionen auslösen?*
- *Welche deiner Symptome kannst du solchen Prozessen zuordnen?*
- *Welche nicht?*
- *Wie gehst Du mit deinen Symptomen um? Was hilft jeweils? Was gar nicht?*
- *Welche Heilkrisen kennst du bei dir?*

Reduzieren von Stress

Die folgende Übung ist dazu geeignet, Stress abzubauen und damit dem Organismus wieder mehr Raum für Selbstregulation zu geben. Mit etwas Übung brauchst Du dafür nur ein paar Minuten.

- Mach dir kurz bewusst, welche Art Stress dich momentan am stärksten belastet. Schau, ob du dazu ein inneres Bild oder Symbol benennen kannst.

- Setz dich mit geradem Rücken auf einen Stuhl und lege die Hände entspannt auf die Oberschenkel.

- Entspanne den ganzen Körper, wie du es von den anderen Übungen schon kennst.

- Achte dabei besonders auf Unterschiede deiner Wahrnehmung zwischen der linken und der rechten Körperseite.

- Lenke dann dein Bewusstsein auf deine Hände und achte darauf, was sie alles wahrnehmen können.

- Pendle dabei mit deiner Aufmerksamkeit zwischen der linken und der rechten Hand hin und her, hin und her.

- Vielleicht spürst du das Energiefeld, das sich zwischen den beiden Polen deiner Aufmerksamkeit aufbaut.

- Setze dein vorher gefundenes Stresssymbol dazwischen und lass es wieder los.

- Bleibe mit deiner Aufmerksamkeit in dem Energiefeld, bis du eine deutliche Entspannung fühlst.

- Danke Gott dafür, dass Er dir für dieses Leben einen solch wunderbaren Diener - deinen Körper, bzw. dein Basis-Selbst, geschenkt hat.

Übungen zum vierten Kapitel

Die drei folgenden Übungen bilden eine kleine Basis für Partnerübungen im Craniosacralen Bereich. Ausführliches dazu findest du im Buch von Daniel Agustoni[85].

Für diese und die folgenden Übungen brauchst du eine Partnerin oder einen Partner, die dabei passiv bleiben. Sie kann jedoch insofern mithelfen, dass sie wach auf ihren Körper achtet. Du kannst dabei auch üben, sie verbal zu unterstützen. Achte jedoch darauf, nicht direktiv zu wirken.

Kontaktaufnahme

Die erste Übung stellt eine Basis dar, auf die während eines Behandlungsablaufs immer wieder zurückgekommen werden kann. Dabei kannst du auch einzelne Punkte überspringen.

- *Setz dich an eine Seite der Liege, auf der deine Partnerin[86] bequem auf dem Rücken ruht. Eventuell braucht sie ein Kissen unter den Knien, und/oder unter dem Kopf. Eine dünne Decke hilft Sicherheit und Komfortbereich zu unterstützen.*

---

85 Daniel Agustoni: «Craniosacral Rhythmus»
86 Hier, der Einfachheit halber in der weiblichen Form

- *Richte dein Bewusstsein als erstes auf deinen eigenen physischen Körper. Korrigiere deine Haltung soweit, dass du dich gut entspannen kannst. Schiebe dann deine Hände unter ihre - dir nähere - Schulter und ihr Knie. Mach dir die daraus entstehende intensive energetische Verbindung bewusst.*

- *Erweitere dann deine Aufmerksamkeit auf die innere Aura, die eurem Körper unmittelbar anliegt und weiter oben als Lichtäther beschrieben ist. Achte vor allem auf das Feld, wo sich die beiden Auren gegenseitig durchdringen. Bleib in diesem Bereich, bis du ein harmonisches Zusammenwirken bemerkst. Falls dieser Zustand nicht eintritt: Frag nach, was eventuell stören könnte.*

- *Wiederhole diesen Vorgang im weiteren Feld eurer äusseren Aura, dem Wärmeäther. Verweile auch dabei etwas in diesem beiden gemeinsamen Feld.*

- *Weite dann wiederum dein Bewusstsein auf den gesamten Raum des Zimmers und schliesslich auch auf den Raum ausserhalb. Lass dir in jeder Zone genügend Zeit, um dir dieser Räume voll bewusst zu werden.*

- *Mach dann die Reise zurück, bis du wieder bei eurem physischen Körper angelangt bist. Achte auf die subtilen Bewegungen zwischen Schulter und Knie deiner Partnerin. Bleibe da, bis du die gleichmässige Bewegung ihres Craniosacralen Rhythmus spürst.*

- *Wenn du innerlich ganz still wirst, kannst du auch den sogenannten Long Tide, eine Welle von ca. 90 Sekunden Länge bemerken. Eine Hilfe zu dieser Wahrnehmung kann sein, im Tempo deines Herzschlages zu zählen. Spätestens bei 50 oder 60 wirst du eine Richtungsänderung zu Ausdehnung oder Zusammenziehung bemerken. Das «Reiten» auf dieser Welle wird deine Entspannung und die damit verbundene Wahrnehmungsfähigkeit noch wesentlich vertiefen.*

Querstrukturen

Bleib für die nächste Übung auf der Seite deiner Partnerin. Sie dient der Entspannung ihrer quer verlaufenden Faszien und schafft damit mehr Bewegungsraum für ihre Bauch - und Brustorgane.

Du kannst diese Übung, ähnlich wie die vorige, auch interaktiv gestalten, indem du deine Partnerin aufforderst, mit ihrem Gewahrsein in den Raum zwischen deine Hände zu spüren. Eure gemeinsame Präsenz wirkt naturgemäss intensiver.

- *Lass sie ihr Becken etwas anheben und schiebe deine obere Hand unter ihr Kreuzbein. Lege deine untere auf ihren Bauch, so dass du mit der Handkante ihr Schambein spürst.*

- *Stell sicher, dass es dir selber in dieser Haltung bequem ist.*

- *Folge mit der oberen Hand den subtilen Bewegungen ihrer Bauchdecke. Es kann mehrere Minuten dauern, bis sich diese entspannt, was du vielleicht als sanftes Auseinanderfliessen wahrnehmen kannst.*

- *Wechsle nach einer gewissen Zeit deine Position, indem du deine untere Hand unter den Übergang ihrer Brust- und Lendenwirbelsäule schiebst und die obere so auf die Gegend ihres Solarplexus, dass du mit Daumen und Zeigefinger ihre unteren Rippen spürst.*

- *Bleibe auch hier eine Weile und achte auf die Eigenbewegung des Gewebes.*

- *Setz dich dann so, dass du mit deiner unteren Hand unter ihre obere Brustwirbelsäule kommst und mit der oberen ihr Brustbein und die Schlüsselbeine spürst.*

- *Folge hier in gleicher Weise den Bewegungen dieser Gewebe.*

Die Wirbelsäule

Lass deine Partnerin sich auf die Seite legen, die sich für sie bequemer anfühlt. Unterstütze ihrem Kopf mit einem Kissen, dass ihre Wirbelsäule im Nacken keinen Knick macht. Ihr unteres Bein liegt gestreckt, das obere im Knie gebeugt, darübergelegt. Wenn nötig kannst du ihre Position mit einem Kissen stabilisieren.

Diese Übung ist hervorragend dazu geeignet, die Wahrnehmung deiner Hände zu intensivieren. Sie lässt sich sehr gut und völlig gefahrlos für die Korrektur einzelner

Wirbel einsetzen. Allerdings braucht sie deine ganze Präsenz.

- *Setzt dich jetzt bequem hinter ihren Rücken und lege eine Hand auf ihren Hinterkopf und die andere auf ihr Kreuzbein. Folge dabei ganz passiv allen Bewegungen, die du in deinen Händen spüren kannst (wie bei den Querstrukturen).*

- *Ziehe jetzt abwechslungsweise ihr Kreuzbein während etwa vier Sekunden nach unten und dann ihren Hinterkopf während der gleichen Zeitspanne nach oben, so dass die Wirbelsäule dazwischen in ein sanftes Schaukeln gerät. Deine aufgewendete Kraft muss dabei sehr subtil bleiben - je schwächer, desto besser.*

- *Werde dann wieder ganz rezeptiv und schau, ob du ein ähnliches Schaukeln der Wirbelsäule – d.h. den Cranisacralen Rhythmus CSR - wahrnehmen kannst.*

- *Rutsche dann mit der unteren Hand vom Sacrum hoch und berühre den Dornfortsatz des untersten Lendenwirbels. Vielleicht spürst du darin ein diffuses Bewegungsmuster. Gleichzeitig verschwindet das Schaukeln des CSR im Hinterkopf. Bleibe in dieser Stellung, bis dieses wieder erscheint und sich der Wirbel beruhigt hat.*

- *In dieser Stellung kannst du nacheinander jeden einzelnen Wirbel von unten nach oben berühren. Für den unteren Teil der Wirbelsäule bleibt die obere Hand am Hinterkopf. Für den oberen Teil legst du die untere wieder auf das Sacrum und die obere* bewegt sich weiter, wenn du am Sacrum den CSR wieder spürst. Je nach Irritation einzelner Wirbel kann dies einige Zeit dauern. Dabei wirst du wahrscheinlich bemerken, dass der betroffene Wirbel in Bewegung gerät und sich eine neue, bessere Position sucht.

- Berühre so Wirbel für Wirbel, bis wieder beide Hände in der Ausgangsposition sind und sich vom craniosacralen Rhythmus schaukeln lassen.

- Beende die Übung, wenn du jeden Wirbel auf diese Weise berührt hast.

Der Kopf

Setz dich ans Kopfende des Tisches, auf dem deine Partnerin bequem auf dem Rücken liegt. Ihr Kopf sollte 30 – 40 cm Abstand von der Tischkante haben, dass du deine Unterarme bequem platzieren kannst.

Diese Übung wirkt sehr beruhigend, weil du dabei unmittelbar auf die Strukturen um das Stamm- und Kleinhirn einwirkst. Das vermittelt dem Organismus Ruhe und Sicherheit. Während dieser Übung solltest du auf verbale Kommunikation mit deiner Partnerin verzichten.

- Lass sie ihren Kopf so in deine Hände legen, dass diese eine Schale bilden. Achte darauf, dass sie wirklich bequem liegt und deine beiden Hände gleichmässig entspannt sind. Entferne vorher allfällig störende Ringe.

- Du brauchst weiter nichts zu tun. Sei einfach da. Achte auf Bewegungen, die du in den Händen *spürst. Vielleicht spürst du zeitweise ein Pulsieren oder andere Effekte oder auch nichts Besonderes. Nach einer gewissen Zeit spürst du ihren craniosacralen Rhythmus.*

- *Bleibe in dieser Position, bis du den CSR über mehrere Zyklen deutlich wahrgenommen hast.*

- *Lege zum Abschluss deine eine Hand auf ihre Stirn, die andere in die Mitte ihrer Brust, und verweilst etwa zehn Sekunden in dieser Stellung. So stellst du sicher, dass deine Partnerin wieder ganz im «Hier und Jetzt» verankert ist.*

Ausblick und Dank

Zuerst möchte ich danken! Wohl am meisten gebührt der Dank meiner Frau Solange, die mich zu dieser Arbeit ermutigt hat, die unermüdlich dabei war, all die Themen dieser Schrift mit mir zu diskutieren, und schliesslich das Ganze, Seite für Seite, auch zu lesen und mich auf Fehler, bzw. Ungereimtheiten aufmerksam zu machen.

Mein leider viel zu früh verstorbener Vater hat mir nicht nur die erste Begegnung mit einer anderen «Art» von Heilkunde ermöglicht, sondern mich auch in meinem Entschluss bestärkt, selber in dieses Gebiet einzusteigen.

Einen grossen Dank auch an Priska Bruggisser, die mir mit der Frage, «was würdest du denn wirklich gerne tun?», geholfen hat, meine Bestimmung und damit mich selber zu finden.

All die Lehrer, denen ich begegnen durfte und denen ich Wesentliches verdanke, alle aufzuzählen, würde den Rahmen dieses Schlusswortes sprengen.

Schliesslich bleiben die unzähligen Gesprächspartner, Klienten, Kollegen und Freunde. Auch sie und gerade sie waren für mich die grösste Hilfe, mich zu orientieren, zu erkennen, was im Gespräch und in der Therapie hilfreich ist und was nicht. Einige von ihnen sind schon lang über die Schwelle gegangen. Ich denke oft an sie.

Auch dir, lieber Leser, möchte ich danken, dass du dir die Zeit genommen hast, dieses Buch zu lesen. Dein Mitdenken trägt sicherlich dazu bei, dass sich mehr und mehr Bewusstsein für wesentliche Bereiche dieses Lebens entfalten kann.

Der Ausblick ist die Einsicht, dass dieses Buch für mich auch für einen neuen Anfang steht. Alle Kapitel sind nur Fragmente, wollen diskutiert und vertieft werden. Momentan entstehen überall auf der Welt Barfuss-Universitäten, in denen Wissen und Können frei von staatlichen und wirtschaftlichen Zwängen vermittelt werden kann.

Weitere Beiträge und meine Kurse findest du auf

https://www.barfusstherapie.ch

Literaturverzeichnis

Agustoni, Daniel; Craniosacral Rhythmus; Irisiana Verlag

Antonowsky, Aaron; Salutogenese; dgvt-Verlag

Bach, Edward; Heile dich selbst; Goldmann

Bahá'u'lláh; Ährenlese; Bahai Verlag

Boerner, Moritz; Byron Katies, The Work; Goldmann

Budwig, Johanna; Öl-Eiweiss Kost; Sensei Verlag

Eisler, Riane; Kelch und Schwert; Hugendubel-Verlag

Emoto Masaru; Die Botschaft des Wassers; Koha

Fisslinger, Johannes; META-Gesund!; VAK Verlag

Fromm, Erich; Die Kunst des Liebens; Dtv

Gendlin, Eugene; Focusing; Goldmann

Graf Dürkheim, Karlfried; Hara; O.Barth Verlag

Hamer, Ryke Geerd; Vermächtnis einer Neuen Medizin; Amici di Dirk

Heidemann, Christel; Meridiantherapie 1 -3; Eigenverlag

Heine, Hartmut; Lehrbuch der biologischen Medizin; Hippokrates Verlag

Heller /Lapierre; Entwicklungstrauma; Kösel

Higa, Teruo; Effektive Mikroorganismen; Edition EM

Kalcker, Andreas; Gesundheit verboten; Jim Humble Verlag

Kellenberger, Roland; Mineralstoffe nach Dr.Schüssler; AT-Verlag

Krämer /Wild; Neue Therapien mit Bach Blüten; Anasata

Krishnamurti, Jiddu; Einbruch in die Freiheit; Aquamarin Verlag

Lahakovsky, Georges; Das Geheimnis des Lebens; Verlag für Ganzheitsmedizin

Lammers, Willem ; Logosynthes; VAK Verlag

Leboyer, Frédérick; Die sanfte Geburt; vergriffen

Levine, Peter ; Traumaheilung; Synthesis Verlag

Marti, Ernst; Die vier Äther; Freies Gesitesleben

Marty, Jo; Mineralstoftherapie nach Schüssler; Contra Point publish

Mohr, Johannes; Der Meister und sein Mythos; Amici di Dirk

Münnich, David; Das System der 5 Biologischen Naturgesetze; www.5bn.de

Netter, Frank; Atlas der Anatomie des Menschen; Urban und Fischer

Orwell, George; 1984; Anaconda

Pfeiffer, Ehrenfried; Ein Leben für den Geist; Perseus Verlag

Pischinger, Alfred ; Das System der Grundregulation; Haug Verlag

Pollak, Gerald; Wasser viel mehr als H2O; VAK Verlag

Reich, Wilhelm; Die Entdeckung des Orgon; ISBN 3-462-02378-0

Reich, Wilhelm ; Die Entdeckung des Orgon; Kiepenheuer&Witsch

Rosenberg, Marshall; Gewaltfreie Kommunikation; Junfermann Verlag

Ruppert, Franz; Wer bin ich in einer traumatisierten Gesellschaft?; Klett-Cotta

Schauberger, Victor; Das Wesen des Wassers; AT Verlag

Schüssler, Wilhelm Heinrich ; Eine abgekürzte Therapie; Unikum Verlag

Selye, Hans; Stress; Serie Piper

Senf, Bernd; Der Nebel um das Geld; Gauke Verlag

Senf, Bernd; Die Wiederentdeckung des Lebendigen; Omega Verlag

Servan-Schreiber, David; Die Neue Medizin der Emotionen; Goldmann

Steiner, Rudolf; Philosophie der Freiheit; Rudolf Steiner Verlag

Steiner, Rudolf; Anthroposophie – ein Fragment; Rudolf Steiner Verlag

Still, Andrew T.; Das grosse Still Kompendium; Jolandos Verlag

Sutherland, William G. ; Das grosse Sutherland Kompendium; Jolandos Verlag

Teruo Higa; Effektive Mikroorganismen; Organischer Landbau

Tolle, Eckhart; Jetzt; Namaste Publishing

Upledger, John; Auf den inneren Arzt hören; Hugendubel Verlag

Upledger. John; Lehrbuch der craniosacralen Therapie;
Haug Verlag

Velikovsky, Imanuel; Welten im Zusammenstoss; Julia
White Publishing

Watzlavick, Paul; Menschliche Kommunikation; Hans Huber

Worsley, J.R.; Was ist Akupunktur?; Plejaden
Verlagsgesellschaft

Stichwortverzeichnis

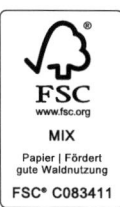

FSC
www.fsc.org

MIX

Papier | Fördert
gute Waldnutzung

FSC® C083411

Zeitfracht Medien GmbH
Ferdinand-Jühlke-Straße 7
99095 Erfurt, Deutschland
produktsicherheit@kolibri360.de